SUR

LE TRAITEMENT DE L'HYSTÉRIE

A L'HÔPITAL PAR L'ISOLEMENT

PAR

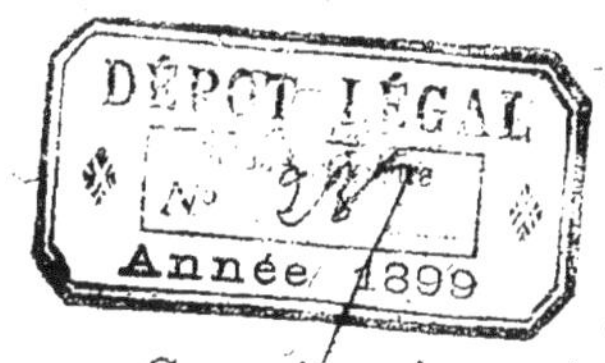

Le Docteur G.-S. MANTO

De la Faculté de médecine de Paris

PARIS

G. STEINHEIL, ÉDITEUR

2, RUE CASIMIR-DELAVIGNE, 2

—

1899

SUR

LE TRAITEMENT DE L'HYSTÉRIE

A L'HOPITAL PAR L'ISOLEMENT

IMPRIMERIE A.-G. LEMALE, HAVRE

Travail du Service du Dr Dejerine, a la Salpêtrière

SUR

LE TRAITEMENT DE L'HYSTÉRIE
A L'HOPITAL PAR L'ISOLEMENT

PAR

Le Docteur G.-S. MANTO

De la Faculté de médecine de Paris

PARIS

G. STEINHEIL, ÉDITEUR

2, RUE CASIMIR-DELAVIGNE, 2

1899

LE TRAITEMENT DE L'HYSTÉRIE

A L'HOPITAL PAR L'ISOLEMENT

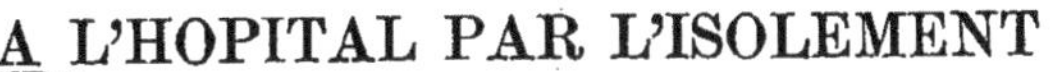

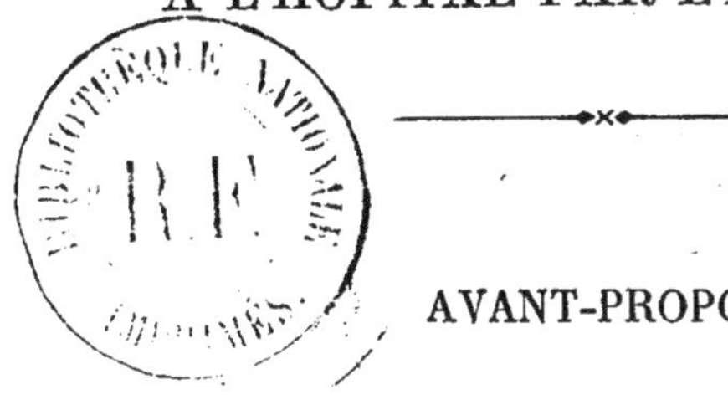

AVANT-PROPOS

Quoique l'on sût depuis longtemps qu'éloigner les hystériques de leur milieu habituel suffisait à mettre un obstacle à la propagation de la contagion nerveuse et à faire disparaître leur mal, il faut arriver jusqu'à une époque assez récente pour trouver des médecins faisant de l'isolement la base du traitement.

Il faut aussi faire remarquer que les anciens ne comprenaient pas l'isolement tel qu'on l'envisage actuellement, et que même aujourd'hui ce genre de traitement n'est pas aussi connu ni aussi pratiqué qu'il mérite de l'être.

Pour les malades riches ou aisés, les résultats fournis par l'isolement dans une maison de santé sont aujourd'hui bien connus, mais, pour les malades appartenant aux classes modestes ou pauvres de la société, la maison de santé n'est pas accessible, et il n'y a pour eux d'autre ressource que le séjour à l'hôpital. Or, ainsi qu'on le sait depuis long-temps, l'hystérique à l'hôpital étant assimilée aux autres malades ne se trouve pas en général dans des conditions d'amélioration, en même temps qu'elle devient souvent une cause de contagion pour ses voisines.

Frappé de ces inconvénients, notre maître, M. Dejerine, a établi dans un service de la Salpêtrière, dans la salle commune, un système d'isolement pour les hystériques et les neurasthéniques, qui fournit des résultats tout aussi remarquables que ceux que l'on obtient dans les maisons de santé les mieux dirigées.

Ayant suivi pendant près de dix-huit mois le service de M. Dejerine, nous avons eu l'occasion d'étudier et de suivre, sous sa direction, une série de malades hystéri-ques, présentant les manifestations les plus diverses de la névrose, et qui toutes ont été traitées par la même mé-thode, et avec le même succès.

Nous mettons sous les yeux de nos lecleurs les résultats de la méthode. L'isolement, tel que le pratique M. Dejerine, n'est autre que le traitement de Weir Mitchell avec de légères modifications.

Nous n'avons envisagé dans ce travail que le côté pra-tique, et c'est sous cette forme que nous le soumettons à l'appréciation médicale.

Nous ne saurions aborder directement notre sujet sans profiter au préalable de l'heureuse circonstance qui nous est offerte de témoigner à nos maîtres la reconnaissance que nous leur devons.

Nous avons eu la bonne fortune d'être l'élève de

MM. A. Robin, Siredey, Tapret et du professeur A. Fournier. C'est à ces maîtres que je dois ce que je sais. Je tiens à les remercier, car si je puis être utile à mes malades dans l'avenir, c'est grâce à leur enseignement que je le pourrai.

C'est dans le service de M. Dejerine que j'ai terminé mes études médicales. Que ce cher maître reçoive ici tous mes remerciements pour la bienveillance et la sollicitude qu'il m'a toujours témoignées, et qu'il soit bien persuadé que le souvenir du temps passé avec lui, comptera toujours parmi les meilleurs moments de ma vie médicale.

INTRODUCTION

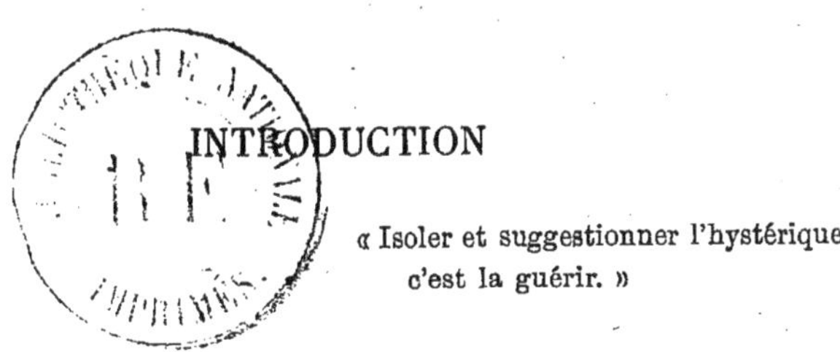

Par le mot isolement on ne doit pas comprendre seulement la claustration pure et simple de la malade. Si cette claustration est indispensable pour la guérison, en soustrayant la malade à son entourage familier, qui le plus souvent ne fait qu'aggraver ou du moins entretenir son état, il y a encore d'autres facteurs qui doivent venir en aide, pour aboutir à un résultat favorable.

Ainsi, si des malades, par ce seul fait de changement de milieu, commencent à voir leurs crises, ou d'autres formes de manifestations hystériques, s'espacer, devenir moins fréquentes, il y en a d'autres qui, au contraire, restent presque réfractaires. C'est ici, qu'avec un peu de suggestion ou de menace, on arrive à décrocher la guérison, si je puis me permettre cette expression. En d'autres termes l'isolement doit être accompagné de psychothérapie.

L'isolement, sans psychothérapie, ne donne guère en effet de résultats. Il ne suffit pas d'isoler une hystérique pour la débarrasser de ses symptômes. L'isolement est un moyen pour arriver à un but. Ce but c'est la modification de l'état mental du sujet par la psychothérapie.

En d'autres termes, vous isolez le sujet afin de pouvoir

le suggestionner à l'état de veille, et le suggestionner dans des conditions d'isolement telles, que des suggestions contraires ne puissent venir se mettre en travers.

Cette question de la psychothérapie chez les sujets isolés est des plus intéressantes à étudier.

Nous ne pouvons nous y étendre dans le travail actuel. Nous ferons remarquer toutefois que c'est une méthode délicate à manier, exigeant une grande expérience et une connaissance approfondie du caractère du malade.

A l'hôpital, la psychothérapie est autrement facile que dans la pratique privée, et cela tient à différentes raisons dont j'indiquerai les principales : 1° Le malade d'hôpital est, de sa nature, et par le fait du milieu social auquel il appartient, plus *crédule*, dans le bon sens du mot ; l'autorité du chef du service est acceptée par lui d'emblée. 2° Le malade d'hôpital est moins cultivé que celui de la ville et partant accepte plus facilement ce qu'on lui dit.

Outre les raisons précédentes, il en est encore une qui fait qu'à l'hôpital, la suggestibilité du malade est encore plus grande que dans une maison de santé privée. Cette raison tient à ce que la psychothérapie du malade, en d'autres termes la suggestion à l'état de veille, a lieu devant les élèves, à la visite quotidienne et que le malade se dit en lui-même : Si le chef du service n'était pas sûr que je doive guérir, il ne le dirait pas ainsi devant tout le monde. Ajoutons enfin que dans un service comme celui de M. Dejerine, où l'isolement est pratiqué systématiquement depuis plusieurs années, il existe une atmosphère de suggestion générale entretenue par le personnel du service et qui est basé sur les guérisons obtenues, guérisons dont on parle le plus souvent possible aux malades et dont on leur montre fréquemment des exemples.

D'une manière générale enfin, on sait que plus le sujet est jeune, plus il est suggestible.

Ici encore la psychothérapie devra être d'une nature spéciale. Tandis que chez l'adulte, il faudra s'adresser au raisonnement, à la persuasion, chez l'enfant ou l'adolescent, par contre, il faudra agir impérativement, un peu à la façon du maître d'école. Dans ce cas il suffit d'une parole qui touche à leur amour-propre ou d'une observation un peu sévère, pour avoir sur l'enfant ou l'adolescent une influence des plus salutaires.

Incontestablement le rôle du chef du service à la visite du matin est d'une importance primordiale ; c'est lui qui, par son tact, sa prévoyance et sa persévérance, doit arriver à donner au malade une nouvelle direction morale. L'interne du service, à la visite du soir, vient encore aider à ce résultat. Mais il n'en est pas moins vrai, qu'à la garde-malade incombe aussi bien des devoirs, et que le personnel de cet ordre joue un rôle des plus importants dans la direction du traitement.

Toute personne ne peut faire une bonne garde-malade. Il faut la choisir avec soin, car c'est elle seule qui pourra faire aboutir les efforts du médecin. On comprend très bien qu'un médecin ne puisse passer toute la journés dans un hôpital ou une maison de santé. Par conséquent, si la garde-malade ne suit pas mot à mot les ordres du médecin, il ne faut pas être surpris si le traitement échoue ou ne donne que des résultats incomplets.

Il n'est pas rare de voir l'hystérie associée à la neurasthénie, et alors on est obligé de traiter à la fois les deux névroses sur le même malade.

Faut-il dans ce cas modifier le traitement? Nous ne le pensons pas, et les cas d'hystéro-neurasthénie, de même que ceux de neurasthénie pure, que nous avons vus ainsi traités dans le service de M. Dejerine, démontrent clairement l'inutilité d'une pareille distinction. Ici le traitement est appliqué avec la même rigueur et d'après les mêmes règles, que si on se trouvait en face d'une hystérie simple.

Du reste, les résultats sont identiques. Il n'y a de différence que dans la durée qui est en général un peu plus longue.

Dans les cas d'hystéro-neurasthénie, les premiers symptômes qui disparaissent sont ceux de l'hystérie. Les symptômes de la neurasthénie persistent, plus ou moins longtemps, et disparaissent également sous l'influence du traitement.

Nous n'avons parlé jusqu'ici que de la suggestion à l'état de veille, la seule que nous ayons vu pratiquer sur nos malades. Cette méthode suffit presque toujours et il n'y a lieu de recourir à la suggestion hypnotique que dans des cas tout à fait exceptionnels. Sur aucune des malades que nous avons suivies elle n'a été employée. Ainsi que nous l'a fait remarquer bien des fois M. Dejerine, il n'y a pas lieu d'avoir recours à l'hypnose dans l'immense majorité des cas.

CHAPITRE PREMIER

Historique.

Il y a plus de trois siècles, que Jean Wier (1564) (1), dans ses « Histoires, disputes et discours des illusions et impostures des diables », s'exprimait ainsi :

« Au reste, s'il y a plusieurs ensorcellez ou démoniaques en un lieu, comme ordinairement nous voyons cela advenir ès monastères, principalement de filles (comme estans les commodes organes des tromperies du Satan), il faut avant toute chose qu'elles soyent séparées et que chacune d'elles soit envoyée vers ses parens ou alliez ; afin que plus commodement elles puissent être instruites et guéries, ayant toutefois esgard au moyen, selon la nécessité de chacune, à ce qu'on ne les chausse toutes à une mesme forme comme on dit communément. »

On voit d'après ce que disait cet auteur, que, toutes les fois qu'une épidémie naissait dans un endroit quelconque, une école, famille etc., le meilleur moyen de mettre un terme à la propagation de la contagion nerveuse, était sans contredit, l'isolement.

Plus tard, en 1780, Bailly raconte que « le jour de la cérémonie de la première communion, à la paroisse de Saint-

______

(1) JEAN WIER. *Histoires, disputes et discours des illusions et impostures des diables*, t. II, p. 173. Edit. BOURNEVILLE.

Roch, après l'office du soir, on fit, ainsi qu'il était d'usage, la procession en dehors. A peine les enfants furent-ils rentrés à l'église et rendus à leur place, qu'une jeune fille se trouva mal et eut des convulsions. Cette affection se propagea avec une telle rapidité que dans l'espace d'une demi-heure, 50 à 60 jeunes filles de 12 à 19 ans tombèrent dans les mêmes convulsions, c'est-à-dire serrement à la gorge, gonflement de l'estomac, l'étouffement, le hoquet et les convulsions plus ou moins fortes. Les accidents reparurent chez quelques unes dans le courant de la semaine; mais le dimanche suivant, étant assemblées chez les dames de Sainte-Anne, dont l'institution est d'enseigner les jeunes filles, 12 retombèrent dans les mêmes convulsions, et il en serait tombé davantage si on n'eût eu la précaution de renvoyer chaque enfant chez ses parents. On fut obligé de multiplier les écoles. En séparant ainsi les enfants et en ne les tenant assemblés qu'en petit nombre, trois semaines suffirent pour dissiper cette affection convulsive épidémique. »

Briquet entrevoit aussi l'efficacité de l'isolement. « Il faut arriver, dit-il, d'une manière ou de l'autre, à produire dans l'état moral une sorte de révulsion. Ainsi on doit à tout prix changer la malade de lieu, la faire aller à la campagne si elle habitait la ville, la faire voyager agréablement, en un mot la placer dans les conditions nouvelles où elle se trouve mieux qu'auparavant. Si l'on consulte les faits, on trouvera constamment que la plupart des guérisons se sont produites sous l'influence de ce dernier ordre de moyens thérapeutiques, et l'on sera étonné de voir avec quelle rapidité elles ont leplus souvent eu lieu. »

L'auteur, à qui revient le mérite d'avoir introduit en clinique l'isolement comme moyen de traitement, est Weir Mitchell.

C'est en 1881 qu'il publia sa méthode, qui eut, dans le monde médical, un retentissement considérable. Déjà en 1875, il s'occupait de la question, car on trouve dans le *Sequin's series of American clinicale lecture*, vol. I, n° 4, un compte rendu de ce traitement, avec les indications et contre-indications.

Les résultats auxquels Weir Mitchell arriva, furent couronnés de succès, et bientôt après d'autres auteurs employèrent la méthode, avec autant de succès.

En Angleterre, Playfair l'adopta presque immédiatement et en fit l'éloge dans un discours qu'il prononça à la réunion annuelle de la *British medical Association* en 1882.

En Allemagne, Schreider, Burkart, Holst, Leyden, Binswangen, etc., qui employèrent la méthode de W. Mitchell, démontrent que si ce traitement peut s'appliquer à quelques malades, malheureusement il ne peut pas être généralisé à tous les cas qui peuvent se présenter en clinique, et, dans le statistique de Burkart, sur 21 malades il n'a eu que 12 succès et il démontre que l'isolement est très difficile à être appliqué, surtout chez les femmes qui présentent des symptômes d'irritabilité.

A la suite des travaux de W. Mitchell et de Playfair, le traitement des hystériques, par l'isolement, fut pratiqué en France par différents médecins, mais c'est seulement en 1891, et à propos de la neurasthénie que Bouveret, dans une monographie, exposa la méthode de W. Mitchell et donna des résultats de son expérience personnelle.

Charcot pratiquait aussi l'isolement, mais pas d'une manière générale. Pourtant, tout en parlant des bienfaits de ce traitement, il ne paraît pas l'avoir appliquée d'une manière systématique. On trouve dans les *Leçons sur les maladies du système nerveux* (t. III, 1887) plusieurs exemples de guérison de la névrose par l'isolement, mais il ne donne pas la manière dont il a été appliqué et la façon d'agir envers les malades. La lecture des observations qu'il met sous les yeux, pour faire valoir les résultats du traitement, ne donne à cet égard aucune indication. D'après ce qu'on voit, Charcot voyait dans l'isolement, surtout l'éloignement du milieu familial, et n'isolait pas les malades, dans les salles d'hôpital où elles devaient être soignées. G. de la Tourette dans son traité rappelle la pratique de Charcot sur l'isolement comme moyen thérapeutique de l'hystérie.

Pour que l'isolement ait vraiment une influence curative, il ne suffit pas de cet éloignement, qui n'est qu'un isolement fictif. Si dans quelques cas il peut y avoir un résultat plus ou moins favorable, il n'en est pas moins vrai, que le plus souvent il ne suffit pas et pour qu'il soit efficace il faut aussi empêcher la malade de pouvoir communiquer avec les autres.

Esquirol, en 1838, dit dans son mémoire sur l'isolement des aliénés, que l'isolement a pour but de modifier la direction vicieuse de l'intelligence et des affections des aliénés ; c'est le moyen le plus énergique et ordinairement le plus utile pour combattre les maladies mentales. C'est à peine s'il mentionne que l'hystérie soit justifiable du même traitement.

Il faut arriver à une période récente, pour voir le traitement par l'isolement appliqué à l'hystérie et constater les magnifiques résultats.

Nous verrons que ce traitement est le seul qui soit indiqué dans cette névrose, car tout ce qu'on a essayé comme médication interne ne donne aucun résultat ; non seulement les malades n'en tirent aucun profit mais souvent et nous l'avons constaté plus d'une fois, ils y contractent une gastrite médicamenteuse.

CHAPITRE II

De l'isolement.

On doit comprendre par isolement la soustraction de la malade du milieu familial. Mais cet éloignement ne suffit pas, à proprement parler. Il faut aussi, même dans l'hospice ou la maison de santé, où la malade est admise, l'empêcher de communiquer avec les autres malades. Il n'y a que dans ces conditions, que l'isolement peut agir avec efficacité.

La personne qui rentre saura que toute communication avec sa famille devient ainsi impossible, et qu'elle ne pourra recevoir ni lettres, ni visites.

La famille pourra, bien entendu, avoir des bulletins de la santé et de la marche de la maladie, soit par le médecin, soit par la garde-malade. La malade aura aussi, par un intermédiaire, des nouvelles de la santé de ses parents. S'il s'agit d'une mère de famille, elle sera tenue avec soin au courant de la santé de ses enfants. La première condition en effet pour qu'un isolement réussisse, c'est que la malade ne se fasse pas de soucis sur la santé des siens.

Ceux qui ont essayé de faire l'isolement, dans la famille de la malade, ont échoué pour ne plus recommencer. C'est l'opinion formelle de Weir Mitchell, qui dit, en propres termes : qu'à l'avenir il ne compliquera pas son traitement de pareils embarras. C'est aussi l'opinion de M. Dejerine qui dit que l'on doit refuser absolument de soigner ces malades chez eux.

Voyons maintenant comment on pratique l'isolement. Nous allons décrire l'isolement, tel qu'il se pratique dans le service de M. Dejerine, à la Salpêtrière.

Une fois que la famille a accepté (s'il s'agit d'une mineure), ou la malade elle-même, si elle est majeure, les conditions du traitement, on peut presque à coup sûr garantir la guérison dans 95 p. 100, si non dans 100 p. 100 des cas.

La malade arrivée dans la salle est mise dans son lit et le lendemain, elle est examinée complètement par le médecin en chef, ce dernier donne l'ordre de fermer les rideaux qui entourent le lit, et menace les voisines d'être renvoyées de l'hôpital si elles adressent la parole à la nouvelle venue.

C'est déjà un premier choc que les malade reçoit en se voyant ainsi enfermée dans ses rideaux, sans que personne ne puisse lui parler ; car en acceptant elle n'entrevoyait que très vaguement cette claustration.

Il suffit de donner un coup d'œil sur les malades pour s'apercevoir à leur figure de leur mécontentement qui, chez les unes, se manifeste par une physionomie maussade, tandis que chez d'autres, ceci finit par des pleurs ou par une indifférence complète. On peut dire que celles que cette claustration laissent indifférentes sont en petit nombre.

Ce petit jeu de physionomie a sa petite valeur pronostique, car premièrement on se rend compte un peu du caractère de la malade, et ensuite souvent on peut se faire une idée approximative de la durée du traitement.

Les unes, en entendant les ordres donnés par le chef du service, après quelques moments de désolation, se mettent à pleurer un peu, et ensuite se calment. En présence de ces malades, dont l'émotivité est si grande, on est presque sûr que la guérison sera vite obtenue.

D'autres malades, au contraire, acceptent l'isolement avec calme et un certain scepticisme. Ces malades le plus souvent ne sont pas émotives. Dans ces cas la guérison peut se faire attendre.

Enfin, il y a d'autres malades, qui ne demandent pas mieux que de guérir, non seulement elles le demandent, mais elles se donnent du mal et font tout ce qui leur est possible, pourvu qu'on les guérisse. Ces malades, le plus souvent, pas toujours cependant, sont celles, qui ont une certaine intelligence et de l'instruction.

La malade ainsi isolée, ne peut — au commencement de son isolement et pendant un temps variable, selon les cas — ni lire, ni écrire, ni faire aucun travail manuel. Elle reste dans son lit, s'ennuyant de n'avoir aucune distraction. Et ceci est de la plus haute importance, car si on ne poursuit strictement les règles de l'isolement ainsi comprises, on est presque sûr de l'échec.

L'hystérique doit être traitée avec la plus grande sévérité, et on ne doit céder à aucun de ses désirs, car si par faiblesse on cède, le médecin perd son autorité.

La malade ainsi isolée est soumise à un repos absolu. Elle n'a pas le droit de se lever et ceci permet, avec la suralimentation lactée, d'élever son poids et par ce fait améliorer son état physique.

Le régime lacté est institué, pour commencer, à la dose

de 3 litres par jour, pour arriver, à la fin de la première semaine, à 5 litres de lait par jour.

Ce régime constitue l'alimentation ordinaire dans le service de M. Dejerine pour le début du traitement, et ce n'est que lorsqu'on cesse l'isolement, que les malades sont mises à la nourriture ordinaire.

Weir Mitchell attribue à la suralimentation et non au régime lacté un intérêt capital. Nous ferons remarquer seulement, que si la suralimentation est indispensable chez les neurasthéniques qui ont perdu jusqu'à la moitié de leur poids, il n'en est pas toujours de même dans l'hystérie. Et même chez les neurasthéniques que nous avons vu soigner dans le service de M. Dejerine, le régime lacté était la base du traitement et c'est avec ce régime que nous avons observé les augmentations de poids les plus rapides et les plus considérables.

Le lait, on l'administre par petites quantités réglées, à des heures régulières, pour ne pas fatiguer l'estomac des malades. On commence à donner 250 grammes par heure, de telle sorte que dans la journée, la malade prenne 3 litres de lait. Après deux jours, on porte cette quantité à 300 gr., puis à 350 grammes et enfin à 400 grammes et à 450 grammes par heure de manière à arriver à la fin de la semaine à un peu plus de 5 litres de lait par jour. Cette manière d'administrer le lait est facilement supportée par les malades, leur estomac ne se fatigue pas, et chose importante il ne se produit pas de dilatation stomacale.

Ceci a un très grand intérêt, lorsqu'on se trouve en présence des neurasthéniques avec dilatation de l'estomac.

Cet isolement ainsi institué suffit presque toujours.

Mais dans le cas où il devient inefficace, lorsqu'on a affaire à des natures rebelles, à des tempéraments qu'il faut mâter, alors on a recours à une claustration plus rigoureuse, par ce fait que la malade est transportée dans une chambre appelée « cabinet noir », pourvue d'une petite fenêtre, pouvant même être fermée complètement, de manière qu'une obscurité parfaite règne dans le cabinet.

Ce cabinet noir qui est la terreur de certaines malades, est de petites dimensions. Il ne permet que l'installation d'un lit et d'une table de nuit.

Le seul côté défectueux de cet agencement est qu'il n'ait pas les murs capitonnés ou formés par des toiles tendues et résistantes, de telle sorte que les malades pendant leurs crises ne puissent se faire mal. Il aurait été mieux que le lit n'existât même pas, et qu'à sa place, le parquet fut formé par des matelas. Dans ces conditions toute chance de blessure pour la malade est écartée et on n'aurait pas eu besoin, comme nous le faisons actuellement, de faire maintenir les malades, pendant les grandes crises d'hystérie.

Un autre côté non moins défectueux est qu'on ne possède qu'un seul cabinet. C'est même regrettable que l'Administration de l'Assistance publique n'en construise pas plusieurs pour chaque service.

N'ayant qu'une seule chambre d'isolement nous nous trouvons parfois obligés, de laisser dans la même salle plusieurs malades pendant leurs crises, et ceci présente un effet désastreux au point de vue de la contagion nerveuse.

Combien de fois ne nous arriva-t-il pas pendant que nous

étions surchargés par des malades, et faute d'autres cabinets noirs, d'être obligés de les garder dans la même salle. Il suffisait qu'une seule eut une crise, pour que toutes les autres commencent la leur ! Et quel concert discordant dans la salle ! Non seulement on n'arrivait pas à les secourir toutes à la fois, même avec le nombre d'infirmières du service mais encore, les autres malades se plaignaient, surtout celles qui avaient besoin de repos et de tranquillité.

Ainsi les malades qui ne sont pas dociles, et qui continuent à avoir leurs crises, ou qui ne font aucun progrès après quelque temps, on les menace du cabinet noir, et si cette intimidation ne suffit pas, alors leur transport s'y impose.

Mais il ne faut pas croire que toutes les malades ont la même appréhension du cabinet noir. Tandis que pour les jeunes malades, ce cabinet devient un objet de terreur — pour d'autres, au contraire, il les laisse indifférentes.

Aussi doit-on se méfier, avant d'y transporter les toutes jeunes malades, et surtout celles qui présentent cette terreur de l'obscurité, comme assez souvent on le voit chez les petits enfants. Pour ces malades là, seule la menace du cabinet noir suffit, sans qu'il soit nécessaire de les y transporter.

Ce cabinet noir est du reste *très rarement* employé.

Presque toujours la menace suffit et c'est là encore un nouvel élément important de suggestion.

Les malades placées dans ce cabinet y séjournent jusqu'au moment ou elles n'ont plus de crises, et qu'elles ont promis de ne plus en avoir. Alors on leur permet, par récompense, de retourner à la salle, mais toujours soumises à l'isolement. On devrait bien se garder, une fois sorties du cabinet noir, de leur faire cesser l'isolement sous peine de les voir bientôt recommencer leurs crises.

Isoler une hystérique dans sa famille, ainsi qu'on peut le faire dans un hôpital ou une maison de santé est chose impossible.

Non seulement parceque les prescriptions du médecin ne seront pas suivies, mais encore il aura des mécomptes.

Jamais la famille ou son entourage ne suivront les ordres du médecin et si on prend encore en considération, que souvent la mère ou d'autres membres de la famille de la malade soient atteintes de la même névrose, on peut se douter à quel résultat il arrivera !

On ne doit pas croire que, même si la mère accepte la tâche imposée par le médecin, qu'elle aboutirait à la guérison de sa fille. Où laisse-t-on l'affection maternelle ?

Et puis n'avons-nous pas dit que le milieu familial est désastreux pour les hystériques ?

Ne voit-on pas tous les jours, dans la clientèle médicale, alors même qu'on se trouve en face de maladies très graves, comment quelquefois on est écouté ? Combien de fois la famille ne devient-elle pas coupable dans des cas pareils. Combien de fois encore ne se révolte-t-elle pas contre le médecin et sa dureté de cœur, lorsqu'elle entend crier par son malade, atteint de fièvre typhoïde qu'il meurt de faim ? C'est par une affection trop grande, qu'elle lui donne à goutter quelque chose pour apaiser sa faim, mais quelle affection mal placée !...

S'il en est ainsi dans des cas pareils, sous la menace de

la mort, qu'en sera-t-il lorsqu'il s'agira d'une hystérique; là ou le danger n'est pas imminent, comment le médecin sera-t-il obéi?

Non, l'isolement dans la famille est désastreux pour l'autorité du médecin et le meilleur précepte est de ne jamais accepter de le faire.

Pourquoi encourir le risque d'un mécompte, quand par l'isolement on est sûr de la guérir.

Bien entendu, vous entendrez souvent la mère vous dire: « Mais Docteur! comment me séparer de ma fille, qui est à mes côtés depuis vingt ans? C'est chose impossible!

— Eh bien si après avoir fait comprendre à la famille que c'est dans l'intérêt de sa fille que vous demandez son éloignement et si elle n'accepte pas, alors il ne reste qu'à s'incliner devant leur raisonnement et refuser de traiter la malade. Il est inutile de courir le risque d'un échec à peu près certain.

Le milieu familial a tout ce qu'il faut pour encourager les hystériques dans leur maladie. Et ceci se comprend, de soi-même. La mère devient dans ces cas un aide, et encourage, par son affection, sa fille qui ne demande qu'à être dorlotée.

L'hystérique inventera mille choses, pourvu qu'elle devienne un être digne de compassion! Mlle G..., Obs. I, ne nous a-t-elle pas dit, qu'un jour, pour qu'on s'occupât d'elle, elle se mit à grimper à une échelle et se laissa tomber. Et qu'à la suite sa mère fit tout pour soulager ses douleurs et la plaindre, de son imprudence! Il serait facile de citer cent exemples analogues.

La famille est un complice involontaire, qui ne se rend

pas compte de l'effet déplorable que ses soins, son affection ou même son indifférence malveillante peuvent avoir sur la malade.

C'est pour cela que, depuis longtemps aussi, on a trouvé que le changement de milieu était d'une action favorable sur les hystériques.

C'est dans la famille que les anorexiques poursuivent leur entêtement de se priver de manger, prétextant soit des faiblesses, soit des maux d'estomac et qu'elles imposent à leur entourage, leurs idées. La mère croit sa fille malade et l'entretient dans ses idées.

Voilà à ce sujet une jeune malade qui, depuis quatre mois, ne se nourrissait que de quelques gorgées de képhyr. (Obs. XVI). Elle s'était imaginée que toute alimentation lui donnerait des crampes d'estomac. La mère la laissa faire, et lorsqu'à la consultation de notre maître, M. Dejerine, on lui dit qu'il n'y a qu'un seul traitement, l'isolement, la mère a dû demander l'avis de sa fille et implorer son consentement !

La famille ne voit pas le danger que sa fille encourerait en continuant de rester dans son milieu habituel ; loin de là elle fait comprendre qu'elle aura plus de soins et qu'elle sera mieux traitée chez elle, que dans un hôpital ou une maison de santé.

L'état mental des hystériques est tellement changeant, que souvent, rien n'est plus facile pour ces malades, que de se séparer des leurs, et accepter le traitement avec toutes ses rigueurs.

Si parmi elles, il en existe quelques unes que cet éloignement peut mettre, pour un jour ou deux dans un état de tristesse, rien n'est plus facile que de voir après, comment elles supportent ce changement de milieu ; avec le plus grand calme et la plus grande indifférence envers les leurs.

Non seulement elles acceptent l'isolement assez facilement, mais encore on en trouve parmi elles qui se sont si bien accommodées au nouveau milieu, qu'après elles ne veulent plus partir.

C'est ainsi que nous avons eu l'occasion de voir Mⁱⁱᵉ J..., (Obs. X.), déchirer et couper, avec les ciseaux la couverture et les rideaux de son lit le jour de son départ.

On voit que cette séparation de la famille n'est pas en général si pénible que les parents se le figurent.

Une des premières qualités exigées du médecin, pour soigner les hystériques, est d'être autoritaire, de faire comprendre à la malade qu'elle doit obéir et que toute infraction à ses ordres sera vite réprimée.

Il lui fera comprendre que rien ne le ferait départir de son attitude et qu'il faut qu'elle cède.

Mais auparavant, le médecin devra écouter avec le plus grand soin ce dont sa malade se plaint, et une fois qu'elle a fini son histoire, relever les faits qu'elle a pu oublier, car l'hystérique aime qu'on s'occupe d'elle.

En dehors de ce dont la malade se plaint, le médecin doit éviter toute conversation prolongée, car la malade doit garder pour son médecin, le respect de l'autorité.

L'hystérique doit être toujours tenue sous la domination du médecin. Malheureusement ce n'est pas chez un médecin de famille qu'on trouvera toujours cette autorité morale, il s'en faut. Celui-ci, toujours harcelé par les plaintes de sa malade voit son influence morale disparaître rapidement.

Si l'autorité morale du médecin est une chose capitale et nécessaire à la guérison, il n'en est pas moins vrai que la tâche de la garde-malade n'est pas facile non plus.

Si, pour le traitement de l'hystérique, comme de la neurasthénique, le grand rôle incombe au médecin, celui de la garde-malade est à certains égards tout aussi important. Il ne faut pas oublier en effet que cette dernière est en contact constant avec la malade, aussi faut-il des qualités très spéciales pour remplir convenablement cette fonction. Nous ne saurions trop insister sur l'importance du personnel dit secondaire, car si ce personnel, gardes-malades, est secondaire, au point de vue hiérarchique, il remplit des fonctions qui sont loin de l'être, et qui sont de première importance. Bien des qualités ici sont nécessaires. La première de toute est que la garde-malade soit intelligente, qu'elle possède une certaine instruction et que douée d'un caractère ferme, elle sache imposer aux malades du respect et de la peur. Toutes ces qualités sont nécessaires, pour avoir en elle la confiance voulue, et pour être sûr, qu'elle saura exécuter rigoureusement les ordres du médecin.

La garde-malade, ou si c'est dans un hôpital la surveillante, doit se faire un peu craindre, pour que les malades sachent qu'elles ont quelqu'un au-dessus d'elle.

Les malades comprendront que toute infraction à ces ordres serait relatée au médecin, qui alors prendrait la résolution nécessaire, soit envoyer les malades dans le cabinet noir, soit les remettre à l'isolement rigoureux, lorsqu'elles auront depuis quelque temps joui d'une liberté plus ou moins relative. C'est de cette manière que nous avons vu agir, toutes les fois, qu'un incident quelconque survenait, dans le service de notre maître, M. Dejerine, et où nous avons eu les plus merveilleux résultats qu'on pouvait espérer.

Cette crainte que les malades doivent avoir de leur garde-malade ou surveillante, joue un rôle assez important dans la cure par l'isolement.

C'est ainsi que s'exprimait cette malade qui était atteinte depuis un an d'éructation, lorsqu'elle sentait que la surveillante approchait de son lit « je ne sais pas ce que cela me fait, mais je sens comme si quelque chose passait dans moi ». Elle avait une grande crainte d'être surprise en conversation avec une de ses voisines ou bien d'être grondée pour désobéissance.

Eh bien, tant que cet état n'est pas inspiré à la malade, on peut dire que l'action de l'isolement est nulle.

La garde-malade doit comprendre le caractère de la malade, pour agir en conséquence. Car toutes ne sont pas traitées de la même façon, et on comprend alors la difficulté de pouvoir donner des règles concernant chaque cas en particulier.

Il suffit que nous disions, si la malade « A » par exemple pourrait être traitée par la douceur, parcequ'elle a un caractère docile, facilement malléable et obéissant, la même manière, n'aura aucun effet sur la malade « B » qui a une mauvaise tête, est entêtée et désobéissante. C'est par ces différences qu'on peut se rendre compte de la valeur de la garde-malade à qui on a confié le sujet à traiter.

La garde-malade doit avoir du tact et de la fermeté, sachant mettre à profit, tel ou tel procédé, suivant le cas.

Elle doit être assez habile, aimable et bienveillante, pou r ne s'attirer ni haine, ni aversion de la part de la malade. Enfin elle doit avoir de la patience, pour bien remplir les prescriptions du médecin,

On voit, d'après ce que nous venons de dire, que le choix d'une garde-malade, n'est ni si indifférent, ni si facile.

J'ai eu plus de mal, dit Weir Mitchell, à trouver de bonnes gardes-malades, possédant assez de fermeté pour assurer l'accomplissement de toutes les conditions prescrites, sans être ni rude, ni antipathique, que pour tout le reste du traitement.

Dès que la patiente ne va pas bien, je change la garde-malade et souvent avec les résultats les plus heureux.

Il n'y a rien de plus variable et d'incertain que la durée du traitement. Ceci dépend de bien des choses, entre autres de l'importance et parfois de l'ancienneté des manifestations hystériques. Du plus le caractère et l'âge de la malade ont certainement une influence considérable.

Si la guérison arrive après un traitement de courte durée, pour les petites malades de 12 à 18 ans, il n'en n'est pas de même de celles qui dépassent un certain âge. Nous nous souvenons d'une petite malade de 9 ans, qui fut amenée par sa mère dans le service de M. Dejerine, et qui était atteinte d'une paraplégie complète et totale sans anesthésie, datant de plus de trois mois, survenue à la suite d'une simple angine. — Le jour de son arrivée, il suffit à M. Dejerine, de la regarder bien en face et d'un ton impérieux de lui dire de marcher pour lui voir immédiatement récupérer l'usage de ses jambes. On pouvait dire que c'était une vraie cure, à la façon des miracles de Lourdes. (Voir Obs. n° VII.)

Mais le traitement devient un peu plus difficile lorsque l'âge est plus avancé.

Par conséquent on peut se rendre compte, qu'il n'y a rien de fixe dans la durée du traitement, et que la meilleure attitude du médecin, en face d'une pareille demande, serait de ne rien promettre à la famille.

Une fois que la malade marche vers la guérison, soit que ses crises soient plus espacées les unes des autres et moins intenses, soit qu'une contraction, un tremblement, des vomissements, ou une de ces manifestations si variées de l'hystérie ait disparu, doit-on laisser à la malade reprendre ses habitudes ? Non, car il n'y a rien encore de certain de stable dans cette amélioration. Il faudra garder la malade, ainsi qu'on le fait dans le service de M. Dejerine, à la Salpêtrière, jusqu'à la guérison complète, et attendre après quinze jours, un mois et même plus, si on le juge nécessaire, et si pendant ce laps de temps rien n'est survenu troubler la guérison, ce n'est qu'alors qu'on peut laisser la malade réintigrer soit le domicile paternel, soit le toit conjugal. Et il serait bien préférable que cette transition ne soit pas brusque. On peut envoyer la malade encore pendant quelque temps à la campagne ou ailleurs, et ce n'est qu'après ce séjour qu'elle pourra réintigrer son domicile.

On peut se demander si, une fois la malade guérie, cette, guérison est durable ou bien n'est que transitoire ? Il y a bien des conditions qui influent sur cette stabilité. Une des plus importantes c'est le milieu où vit le sujet. Il y a bien des chances que la maladie réapparaisse, si la malade se trouve dans le même milieu défavorable, qu'avant son traitement. Si ce milieu change, soit qu'au sein de sa famille elle trouve une atmosphère meilleure, soit par un mariage, il est très probable que la malade ne retombera jamais.

Il nous est difficile de préciser davantage sur le maintien de la guérison, mais on trouve dans l'ouvrage de Weir Mitchell, des cas où la disparition de la maladie fut définitive.

Bien des fois, nous avons entendu notre maître, M. Dejerine, nous exposer des cas analogues dans lesquels la guérison est définitivement acquise et cela depuis plusieurs années.

Comme c'est le milieu qui entretient et développe la névrose, il serait prudent, autant que cela est possible, d'intervenir pour le modifier, en faisant disparaître les causes qui ont été le point de départ de la maladie.

Pour avoir prise sur le cerveau des malades, tant en ville qu'à l'hôpital, le médecin doit savoir pratiquer une suggestion variée et appropriée à l'éducation, au milieu social et au degré intellectuel de chaque malade.

Tel procédé mis en usage et réussissant chez un malade, sera ou inutile ou mauvais chez son voisin.

Il y a là une question d'habitude, de tact et d'intelligence de la part du médecin, qui aboutira soit à l'échec complet soit au succès.

Une malade qui présente des symptômes d'hystérie à la suite d'une cause connue, ne pourra se guérir rapidement que lorsque le médecin aura su faire avouer à la malade la cause productrice, car alors il aura en main le meilleur instrument de suggestion qui est la persuation directe qui enlève la cause; *sublata causa tollitur effectus.*

Le cerveau des malades hystériques est en général éminemment suggestible et dès que la suggestion commence à mordre on peut affirmer la guérison. Mais pour faire accepter une suggestion, quelle qu'elle soit, le médecin doit étudier auparavant le terrain sur lequel il sème ses paroles, s'il veut leur faire porter leurs fruits.

Une suggestion mal faite fermera souvent la voie pendant longtemps.

Pour que la malade accepte, sans contrôle cérébral, ce que le médecin lui dit, il ne suffit pas qu'elle veuille guérir, il faut encore qu'elle ait une confiance absolue, et que le médecin ait pris suffisamment d'autorité et d'ascendant sur la malade pour que la part de l'auto-suggestion soit ou très faible ou nulle.

Il faut aussi envisager l'âge du malade auquel on a à faire.

Lorsqu'on est en présence d'un jeune enfant il faudra agir par intimidation, souvent par menace.

Lorsqu'on a à faire à un enfant de souche nerveuse, il faudra se méfier des terreurs nocturnes qui pourraient succéder à une menace faite trop brusquement.

Lorsque l'enfant commence à raisonner, le médecin doit changer son procédé. Il doit alors orienter le raisonnement de l'enfant dans une direction qui s'adapte à la guérison.

Le plus souvent, chez l'enfant, on se trouve en face de troubles produits par imitation. Il faudra donc, de toute nécessité, empêcher la communication entre cet enfant et les personnes qu'il a imitées ; autrement on n'obtiendra rien et il deviendra lui-même une source de contagion pour ses voisins.

Chez l'enfant également, en raison de la plus grande

M.								3

facilité de la récidive, il faudra n'accepter la guérison que lorsqu'elle sera solidement établie. Lorsqu'il s'agit d'une personne plus âgée, c'est également le raisonnement qu'il faut savoir diriger. La plupart des hystériques adultes résistent au début à la cure de l'isolement et de la suggestion, parcequ'elles ne peuvent fixer suffisamment leur attention sur le langage que leur tient le médecin. Au bout d'un temps variable à chaque malade la mobilité de l'esprit s'atténue, puis s'efface, la confiance ferme dans les paroles du médecin s'imprègne de plus en plus et la guérison n'est plus qu'une question de jours. Souvent aussi le médecin a besoin de tâter la crédulité du malade : chez l'un, la simplicité du raisonnement convient et suffit ; chez l'autre, il faut un stratagème plus compliqué et préparé avec plus ou moins d'artifice.

En un mot l'adaptation de la suggestion à l'équation individuelle des malades se fera au prorata du tact et de l'habitude clinique du médecin.

On peut dire, et la clinique nous le démontre journellement, que l'isolement reste et doit rester le seul traitement de l'hystérie.

Tout ce qu'on a essayé, comme remèdes pharmaceutiques, ne fut qu'illusion, et il est même étonnant de trouver, même actuellement, des médecins qui aient recours à ce mode de traitement; non seulement parce que c'est du temps perdu, pour le médecin, mais encore souvent il est nuisible aux malades.

Si l'isolement paraît difficilement supportable, surtout au commencement, il n'en est pas moins vrai, qu'à la fin les malades se résignent, car elles s'aperçoivent qu'elles

ont devant elles une autorité ferme, à laquelle il est difficile de désobéir, contre lesquelles il est inutile de s'in-
surger.

Les effets de l'isolement sont merveilleux à un double
point de vue.

En premier lieu, on s'aperçoit de la disparition complète
de la névrose, et ceci avec une rapidité quelquefois surpre-
nante. Non seulement les crises et autres manifestations
de l'hystérie disparaissent, mais encore on constate la
disparition de l'anesthésie ou d'autres stigmates. Quelques
fois celles-ci disparaissent, en même temps que la névrose,
et dans un temps plus ou moins rapproché.

On peut se rendre compte de ce fait en lisant l'observation n° III, où les crises et les stigmates hystériques ont
disparu en six jours.

En second lieu, il agit sur le caractère de la malade en la
rendant plus souple, plus docile, s'apercevant elle-même
de ce changement inespéré.

Il se fait une sorte de détente de tout son système nerveux, tandis qu'elle n'était qu'un être sans volonté.

Un fait important à noter, c'est de voir combien ces
malades deviennent coquettes, apportant à leur toilette des
soins plus minutieux, une fois qu'elles marchent vers la
guérison. Tandis qu'avant elles étaient tout à fait indifférentes. On peut même prendre pour un bon signe ce changement dans leur état.

On peut dire que l'isolement n'agit pas seulement comme
traitement psychique mais encore comme éducateur
moral.

L'effet du traitement se fait sentir d'autant plus vite,

qu'on se trouve en présence de jeunes malades. Chez les enfants la guérison arrive en quelques jours, ainsi que pour les adolescents et les malades qui sont d'un caractère émotif et impressionnable.

Les crises, l'hémichorée, l'aphonie guérissent le plus souvent au bout d'une semaine, en n'usant que de la menace du cabinet noir. Non seulement que tous ces symptômes disparaissent, mais il n'est pas rare de voir aussi les stigmates hystériques disparaître. Mais si pour ces manifestations le traitement agit rapidement, il s'en faut, quand il s'agit de contractures. Ici la lenteur de la guérison est parfois grande. C'est surtout chez les malades ayant un caractère vif, violent ou entêté, qu'on observe ce fait (voir Obs. n° XIII).

De plus les malades étant au repos absolu et au régime lacté de 5 litres par jour, pendant leur isolement complet, elles prennent de l'embonpoint et une meilleure mine. Arrivées pâles, amaigries, elles sortent florissantes.

Quelques soient les manifestations hystériques, l'isolement doit être pris en considération. Il suffit au médecin d'avoir de la fermeté, une volonté opiniâtre et de la patience pour arriver à voir la malade vaincue.

Les effets de ce traitement sont d'autant plus surprenants, que l'isolement est institué dans un hôpital. Ceci n'exclut pas que dans les maisons de santé, on ne puisse pas en avoir des résultats tout aussi bons, mais dans un hôpital il y a plusieurs facteurs qui ont sur la malade en traitement des effets si différents qui, dans une maison de santé, font défaut.

Dans le premier cas, la visite du médecin en chef avec

tout le service, influe énormément sur l'esprit de la malade. Cette visite est beaucoup plus imposante que dans une maison de santé.

Se trouvant en face d'un personnel si nombreux, elle est parfois saisie et troublée, d'autant plus que l'hystérique est un être très impressionnable.

Ensuite comme elle est traitée dans une salle commune, l'isolement est plus dur à supporter, la malade s'ennuie davantage, d'autant plus qu'elle sait que d'autres malades, et même celles qui sont ses voisines, peuvent parler, travailler un peu, tandis qu'elle est claustrée, condamnée à ne rien faire. De plus, d'autres malades dans le même état ont été guéries, elle se suggestionne de ce fait, et la confiance dans la guérison augmente davantage.

Tandis que dans le second cas, il existe une différence énorme. La visite du chef n'est pas si impressionnante que dans un hôpital; en plus, les malades étant d'un milieu social plus raffiné, ayant une instruction et une éducation plus distinguées, ayant en général déjà consulté nombre de médecins, elles se trouvent dans des conditions tout à fait différentes des premières. Dans ce dernier cas, la visite du médecin n'est pas si redoutée, et celui-ci alors doit avoir recours à d'autres moyens, pour pouvoir impressionner leur esprit.

Si dans les hôpitaux, la suggestion impérative est mise en jeu le plus souvent, dans une maison de santé, c'est surtout par la persuation ou par l'explication de leur mal qu'on peut les mettre sur la voie de la guérison.

Enfin, nous avons dit que même le caractère de la malade est souvent modifié. Il n'est pas rare de voir des hystériques qui, à leur entrée à l'hôpital, étaient d'un caractère vif, désobéissant, entêté, après quelques temps, devenir plus dociles plus aimables et ayant de meilleurs sentiments.

Ce changement dans leur caractère est si surprenant parfois, qu'elles-mêmes s'en rendent compte.

OBSERVATIONS PERSONNELLES

Obs. I. — *Crises hystériques de 12 à 14 ans. Réapparition à 16 ans. Hypoesthésie légère gauche. Points mammaire et ovarien gauches. Isolement complet. Guérison en un mois.*

Mlle Gabrielle L..., âgée de 16 ans, employée de commerce, entre à l'hôpital, dans le service de M. Dejerine, salle Pinel, n° 5, le 23 février 1898, pour des crises convulsives, ayant le caractère hystérique.

Les parents sont nerveux, et ont eu 5 enfants, qui tous sont morts en bas âge, soit de méningite, soit de croup.

Un autre est venu au monde avec une fracture du bras (?).

Notre malade a eu la rougeole et plusieurs angines. N'a jamais eu de convulsions.

Elle a toujours été un peu maladive.

C'est à partir du moment où elle a commencé à être réglée, c'est-à-dire vers 12 ans, que des crises nerveuses sont survenues.

La malade nous dit, qu'une fois, à la suite d'une contrariété qu'elle eut avec sa mère, surexcitée elle monta sur une échelle et se laissa tomber par terre. Et cela pour que sa mère vienne la soigner et la plaindre !

Ces crises duraient pendant quinze à vingt minutes, se manifestant par des cris et des mouvements, mais la malade ne perdait pas connaissance.

La malade, avant la crise, ressent du côté gauche de l'abdomen, dans la région ovarienne, soit une douleur subite, soit des tiraillements, et presque immédiatement après elle pousse un cri et la crise est déclarée. Ces crises surviennent surtout vers le soir mais jamais dans la nuit.

Pendant la crise la malade n'a pas de mictions involontaires.

Vers l'âge de 14 ans, les crises disparaissent pour reparaître à 16 ans, plus intenses qu'au début. C'est à ce moment que nous voyons la malade.

En l'interrogeant elle attribue la cause de sa maladie à une émotion morale.

A l'examen on trouve une hypoesthésie du côté gauche des membres supérieur et inférieur, pour la douleur. Pour la température, la sensibilité paraît égale des deux côtés,

Enfin on trouve un point douloureux de l'ovaire gauche et un point mammaire du même côté.

REMARQUE. Acceptée à l'hôpital avec les conditions d'être soumise à l'isolement et de ne recevoir ni lettres ni visites jusqu'à sa complète guérison ; on commence son traitement le lendemain même de son entrée.

La malade, nature facile à dominer, d'autant plus qu'on lui avait fait la menace du cabinet noir à la première crise qu'elle aurait à l'hôpital, nous arrivons à la guérir après un mois de traitement. Déjà à la fin de la première semaine, elle n'avait plus de crises, quinze jours après on lui permet pendant une heure d'avoir ses rideaux ouverts. A partir de ce moment on augmentait tous les deux jours environ le nombre d'heures de liberté, qu'on lui accordait à titre de récompense.

La malade en manifestait un grand plaisir. Celle-ci continuant à aller mieux, on lui donne la permission de se lever une heure, puis deux, trois et après un mois et demi la visite de sa mère.

La malade sort guérie le 1er mai 1898.

Les quelques crises qu'elle a eues pendant qu'elle était à l'isolement (pendant la première semaine) étaient plutôt par imitation. Comme à ce moment là, il y avait plusieurs hystériques en traitement, lorsque ces dernières avaient leurs crises, la malade commençait à se trouver un peu excitée, énervée, à pleurer et la crise éclatait. Toujours à ces moments, Mme Nény, surveillante, se trouvait auprès d'elle pour la secouer ou bien lui jeter un broc d'eau à la figure si la crise éclatait.

C'est par la peur continuelle de se voir arrosée à la moindre crise ou indisposition qu'on est arrivé à la guérir.

C'était une petite nature rêveuse, égoïste, aimant qu'on s'occupât d'elle, prenant des soins excessifs pour sa toilette. Souvent il est arrivé, que pour la punir on lui prenait sa glace ; lorsqu'elle se mettait en colère ou bien qu'un caprice quelconque lui passait par la tête, elle ne voulait plus manger.

Par le repos et le régime lacté de 5 litres par jour, la malade augmente de 11 kilogr. et à son départ elle pèse 61 kilogr.

Obs. II. — *Crises hystériques depuis six mois. Troubles digestifs. Hypoesthésie gauche, points occipital, mammaire et ovarien droits. Rétrécissement du champ visuel. Amaigrissement très notable (26 livres). Isolement complet. Guérison en un mois.*

Mlle Henriette B..., âgée de 17 ans, modiste, entre à l'hôpital, dans le service de M. Dejerine, salle Pinel, n° 18, le 30 juin 1898.

Antécédents héréditaires. — La mère nerveuse, ayant des crises pendant lesquelles elle ne perdait pas connaissance, succombe à l'âge de 30 ans, d'une affection cardiaque.

Son père sobre se porte très bien.

Antécédents personnels. — Etant toute jeune, la malade a eu une bronchite et une fluxion de poitrine. Depuis elle resta un peu faible, anémique et toussant légèrement.

Réglée à 12 ans et demi.

A 10 ans, déformation progressive du pied gauche, que la malade attribuait à l'usage de chaussures trop courtes. Jamais de parésie ou de faiblesse du membre inférieur gauche ; jamais de douleurs ; à signaler seulement une fatigue pendant la marche rapide, avec douleur dans l'avant-pied. En outre est obligée d'avoir des chaussures hautes qui lui tiennent la cheville, sans cela, se fait facilement des entorses.

Quand elle marche nu-pieds, le bord externe du pied gauche pose le premier à terre.

Examen. — La concavité de la voûte plantaire est fortement exagérée, la longueur du pied diminuée en conséquence ; et quand on veut redresser cette concavité, on sent nettement la saillie de l'aponévrose plantaire qui se tend.

Les orteils sont en flexion dorsale très exagérée, surtout le premier : les deuxièmes phalanges étant au contraire en flexion plantaires sur les premières. Il en résulte, à la face plantaire une saillie très appréciable des têtes des métatarsiens. La flexion des orteils de ce côté est naturellement limitée ; à part cela les mouvements du pied s'effectuent bien ; la flexion est notablement affaiblie et limitée ; l'extension a conservé sa force ; les mouvements de latéralité s'effectuent bien. Il y a peut-être un peu de rétraction du tendon d'Achille.

Pendant la marche, le pied se renverse complètement en dedans et le bord externe du pied porte pour ainsi dire seul sur le sol.

Les mouvements passifs du pied sont normaux sauf l'élévation (flexion) qui est un peu limitée.

Les réflexes rotuliens très affaiblis des deux côtés. Pas de troubles vaso-moteurs.

Depuis octobre 1897, venant d'être soignée pour un panaris du pouce, elle a commencé à maigrir notablement, à avoir des maux de tête pas très forts et à sentir une fatigue intense dès le matin. Dormait continuellement. Pas de rachialgie.

En janvier dernier, âgée alors de 16 ans, la malade a la première crise, survenue à la suite d'une forte contrariété. On lui aurait dit, qu'une personne aurait été écrasée par le chemin de fer.

En rentrant chez elle ne voulut pas dîner, et se trouvait mal à son aise. Quelques heures après la crise éclate; elle se débat, crie, et à son réveil a toute conscience de ce qui s'est passé pendant la crise.

A partir de ce momeut a des crises toutes les deux jours environ, de telle sorte que la malade est obligée de quitter son travail, car à la moindre contrariété, elle tombait dans une crise.

Pendant les crises la malade, ne perd pas les urines. Elle n'a jamais de crises nocturnes.

Au réveil à une forte céphalalgie et un sommeil invincible.

De plus elle souffre, depuis quelque temps déjà, de douleurs d'estomac, devenant de plus en plus intenses avec sensation de faim disparaissant aussitôt que la malade avait pris une bouchée, et, faisant place à une sensation de réplétion.

Une heure après la malade recommençait à avoir faim, mangeait un peu et les mêmes phénomènes se répétaient.

A son entrée, la malade a maigri de 26 livres, se plaint d'une fatigue continuelle et des autres signes précédemmcnts décrits.

L'examen de la sensibilité donne une hypoesthésie du côté gauche au contact, à la douleur et à la température.

Il existe un point occipital, point mammaire droit et ovarien du même côté.

Pas d'anesthésie pharyngienne.

Diminution de l'acuité auditive du côté gauche. Champ visuel rétréci.

Remarque. — La malade est soumise à l'isolement

Après six jours de ce traitement, la fatigue a à peu près disparu.

L'appétit est devenu beaucoup plus régulier. Après un mois environ, les crises ont complètement disparu. A partir de ce jour, l'amélioration continue et à la fin de juillet 1898, la malade est guérie et rentre dans sa famille.

De plus, par le repos et le régime lacté (5 litres par jour) la malade gagne 12 livres de poids. De 52 kilogr. elle arrive à 58 kilogr.

Obs. III. — *Crises convulsives hystériques, datant de sept mois. Anesthésie presque généralisée. Points mammaire et ovarien gauches. Rétrécissement du champ visuel. Isolement : disparition des crises, retour complet de la sensibilité, guérison en trois jours.*

Mme Joséphine G..., âgée de 26 ans, journalière, entre à l'hôpital, dans le service de M. Dejerine, salle Pinel, n° 11, le 29 mars 1899.

Dans ses *antécédents héréditaires* on trouve un père alcoolique, très méchant, même brutal par moments, surtout envers notre malade, et qui s'est suicidé, en se jetant à l'eau à l'âge de 45 ans.

La mère est bien portante, elle n'est pas nerveuse.

La malade a deux frères, dont l'un de 38 ans, bien portant ; un autre disparu, et trois sœurs, dont une de 31 ans, bien portante ; une autre de 28 ans présentant des crises nerveuses, et une de 24 ans, bien portante aussi.

Comme *antécédents personnels*, nous trouvons chez la malade une rougeole, la coqueluche et un peu plus tard la scarlatine. Peu avant d'être réglée (13 ans et demi), la malade commence à avoir des crises nerveuses. La menstruation établie, huit jours après la malade a encore quelques crises de temps en temps, et après tout cesse, jusqu'au mois de novembre 1898.

A 23 ans, la malade se marie, et quinze jours après surviennent des pertes blanches et une salpingite gauche.

Elle reste enceinte, et au bout de dix mois accouche d'un enfant, bien portant. Mais les suites de couches ne furent pas aussi bonnes. Dix jours après l'accouchement, les lochies deviennent purulentes, d'odeur fétide, avec endolorissement du ventre, de la fièvre et des frissons.

Soumise aux injections de permanganate de potasse, la malade guérit quelque temps après.

En février 1898, a eu un deuxième accouchement. Tout s'est bien passé. Pendant l'allaitement du petit, les règles apparaissent, après six mois, et continuent ainsi jusqu'à la fin.

Au mois de novembre, de la même année, sa petite fille tombe malade de diarrhée, et le 24 du même mois, elle meurt, pendant que la mère la tenait dans ses bras.

Fortement impressionnée elle eut bientôt après une violente crise nerveuse, à partir de ce moment les crises se répètent en assez grand nombre tous les huit à dix jours, ayant 3 à 4 crises par jour, ou même d'avantage.

Le début de la crise se manifestait par un sentiment de picotement au-dessous des seins, en même temps elle s'accroupissait et la crise convulsive éclatait.

Au réveil la malade ne se rappelle plus du tout ce qui s'est passé ; mais elle ne perd pas les urines pendant la crise.

Son état, au lieu de s'améliorer, empirait, et ceci d'autant plus que son mari la mettait en colère.

Les crises sont devenues presque subintrantes, ne laissant à la malade que trois ou quatre jours par mois de repos. Une fois même les crises ont été tellement violentes, que le médecin, lui fit trois injections de morphine, à la suite desquelles son état était pareil, ayant en plus des vomissements et une céphalalgie intenses pendant quarante-huit heures.

La malade n'ayant presque plus de repos, tout travail lui étant impossible, ne pouvant même marquer son linge, parce que sa vue se brouillait, se décide à entrer à l'hôpital.

Examen. — La sensibilité tactile, douloureuse et thermique est complètement abolie, sur tout le corps, sauf pour la région hypogastrique et pour l'hypochondre gauche, sur la face antérieure et la région lombo-dorsale, sur la face postérieure, où la sensibilité est normale.

Cette anesthésie est aussi complète que possible, la malade ne sentant pas du tout et se terminant à la ligne blanche où elle faisait place à la sensibilité normale.

Pas de réflexe pharyngien.

La sensibilité de la langue est normale, quoique la malade se plaignait de quelques bizarreries du goût.

Les réflexes rotuliens sont un peu exagérés.

La force musculaire est aussi normale pour les membres supérieurs que pour les membres inférieurs.

Le champ visuel est très rétréci, presque punctiforme.

Enfin il existe un point ovarien et mammaire gauche.

REMARQUE. — Le jour même la malade est soumise à l'isolement le plus rigoureux.

Ni lettre, ni visite, ne pouvant ni lire, ni travailler dans son lit, entouré de rideaux.

31 mars. Le matin la malade a une légère crise insignifiante.

8 avril. Depuis la crise du lendemain de son entrée qui fut la dernière, la malade continue à aller bien. Jamais, nous dit-elle, elle ne s'est si bien portée, et chose qui la surprend c'est qu'avant elle ne pouvait marquer son linge, aujourd'hui elle le marque avec la plus grande facilité, ne ressentant aucune fatigue ni trouble de la vue.

Ce cas est intéressant à trois points de vue : 1° Nous étions en présence d'une femme de 26 ans, présentant des crises violentes depuis près de 7 mois, presque sans interruption ; en second lieu l'effet merveilleux de l'isolement, car après sa crise du surlendemain de son entrée, la malade est considérée comme guérie et qu'en troisième lieu la sensibilité est revenue partout, sans avoir eu recours à aucune suggestion.

16 avril. La malade reçoit la visite de son mari, et de son enfant, ce dont elle est très contente ; lui l'est aussi de voir ce changement dans l'état de sa femme.

A son entrée la malade pesait 59 kilogr. et aujourd'hui elle est arrivée à 62 kilogr.

La malade quitte l'hôpital le 4 mai 1899, complètement guérie.

Obs. IV. — *Boule hystérique. Hypoesthésie gauche. Points mammaire et ovarien gauches. Léger rétrécissement du champ visuel. Isolement. Suggestion verbale. Guérison en seize jours.*

Mlle Marthe P..., âgée de 16 ans, journalière, entre à l'hôpital, dans le service de M. Dejerine, salle Petit-Louis n° 9, le 12 avril 1899.

Antécédents héréditaires. — La mère est morte à l'âge de 39 ans, à la suite d'une affection pulmonaire. Elle a été très nerveuse, et dans les derniers temps n'a pas eu de crises très fréquentes.

Son père âgé de 58 ans, se porte bien, mais il n'est pas sobre. N'a ni frères ni sœurs.

Antécédents personnels. — A 18 mois, elle a des convulsions, et quelque temps après, la coqueluche et une laryngite. Vers l'âge de 8 ans, apparaissent des palpitations, très probablement nerveuses, vu qu'elles ont été calmées assez vite, par l'hydrothérapie.

Elle est opérée en 1894, à l'hôpital Trousseau pour un kyste de la lèvre inférieure.

Réglée à 14 ans et 1 mois. C'est à partir de ce moment que la malade commence à sentir au niveau du creux épigastrique la sensation d'une boule, ayant la grosseur d'un poing. Cette boule reste stationnaire, ne remontant pas au cou. De plus la malade dit, qu'elle a continuellement sommeil mais surtout après les repas. Souvent même elle est obligée de se dégrafer.

Jusqu'en 1899, la malade n'a jamais eu de crises, et la première survient le jour de l'an. A ce moment elle se trouvait chez sa cousine qui lui demandait si le cadre qu'elle avait posé sur le mur était bien. Comme la malade ne se trouvait pas dans la même pièce, elle lui crie que « oui » et bientôt après, comme sa cousine entend une masse qui tombe, elle revient dans la chambre et trouve la malade sans connaissance par terre.

Avant qu'elle tombe, elle a eu quelques tintements d'oreilles et les jambes fléchissaient. Ce n'est qu'à son réveil, qu'elle a commencé à pousser quelques cris, et la crise prit fin après cinq minutes environ.

La malade ne s'est pas mordu la langue et n'a pas uriné involontairement.

Au mois de février, elle a une seconde crise pendant laquelle la malade a conscience de ce qui se passait autour d'elle. Celle-ci était moins forte que la première.

En avril, elle a deux crises dans l'intervalle d'une semaine. La dernière est survenue le dimanche 9 avril, le soir à 10 heures, après le repas. La malade vomit et immédiatement, après quelques malaises, la crise éclate, en poussant des cris et se débattant.

La malade, petite, chétive, se trouve dans un état de misère, qui fait pitié. Ayant quitté son père à cause des mauvais traitements qu'il lui faisait subir, c'est à grand peine qu'elle pouvait travailler et se suffire.

Elle nous dit qu'elle a des idées noires ; souvent quand elle travaille, tout d'un coup elle s'arrête, et bientôt après elle ne sait pourquoi elle s'est arrêtée. Elle est très peureuse, et souvent il lui semble voir soit des ombres, soit des personnes ou des animaux (chats) qui sont cachés derrière la porte. Ces hallucinations de la vue, durent depuis longtemps et parfois elle a des hallucinations auditives, ainsi que des sifflements ou des tintements d'oreilles.

A l'examen on trouve une hypoesthésie du côté gauche, pour les trois modes de la sensibilité. La force musculaire est très affaiblie, surtout du côté des membres inférieurs.

Comme stigmates on trouve un point mammaire et ovarien gauche.

Il existe un léger rétrécissement du champ visuel.

Le poids de la malade est de 43 kilogr. 500.

13 avril. On soumet la malade à l'isolement complet.

Le 15. Hier soir la malade a été beaucoup énervée, mais n'a pas eu de crise.

Le 17. Comme la persistance de la sensation de boule se fait sentir encore, on la prévient qu'elle sera mise au cabinet noir, si jusqu'au 20 avril tout n'est pas fini.

Le 20. Légère diminution de la sensation de la boule hystérique Prolongation du délai de son transport au cabinet noir, pour la fin de la semaine.

Le 22. Ici, la menace du cabinet noir ne paraît pas avoir une influence sur l'esprit de la malade. Celle-ci n'en manifeste aucune répugnance, et même elle demande, si cela serait nécessaire à sa guérison. Il faut trouver d'autres moyens pour frapper son esprit.

Elle est d'un caractère calme, apathique, et ne présente pas une intelligence très-vive.

Le 29. Disparition de la sensation de boule.

REMARQUE. — Cette malade présentait pendant qnelque temps une certaine résistance au traitement qu'elle ne suivait d'ailleurs qu'assez incomplètement. Ce n'est que le jour où l'isolement a été fait plus rigoureusement, où la malade ayant demandé certaines autorisations, qu'on lui a refusées, qu'elle a commencé à s'améliorer.

Pour la guérir, il a fallu être pour elle beaucoup plus sévère que pour d'autres, car dès qu'on relâchait un peu la sévérité et le traitement la malade allait moins bien.

C'est ainsi qu'un jour, lui ayant accordé la permission d'aller à la messe, elle eût à la sortie une crise de nerfs, et il a fallu reprendre l'isolement aussi vigoureusement que possible.

M.   4

Bien que guérie aujourd'hui, cette malade reste encore dans le service afin de rendre la guérison plus stable.

Sortie guérie le 7 juin 1899.

Obs. V. — *Chorée rythmée datant de trois ans. Manifestations multiples d'hystérie. Anesthésie du pharynx. Hyperthésie gauche. Points mammaire et ovarien gauches. Champ visuel rétréci. Isolement. Guérison.*

Mlle Marguerite B..., âgée de 21 ans, typographe, entre à l'hôpital, dans le service de M. Dejerine, salle Pinel n° 22, le 8 juin 1898.

Antécédents héréditaires. — Mère très nerveuse, a eu des crises accompagnées de cris et de mouvements, mais sans perte de connaissance ; morte à l'âge de 32 ans, d'un cancer utérin.

Père bien portant, de temps en temps souffre de quelques douleurs lombaires, âgé de 52 ans. Pas d'alcoolisme. 1 frère de 2 ans mort de méningite. 1 frère de 15 ans bien portant, 1 sœur de 19 ans bien portante, pas nerveuse.

Antécédents personnels. — A l'âge de 5 ans commence à avoir des étouffements, qu'elle sentait monter jusqu'au cou, et en même temps, malgré elle prononçait le mot « ah, ah ».

Quoiqu'elle commence à partir de ce moment à présenter des symptômes nerveux, son père se rappelle, qu'étant même toute jeune, elle avait des crises nerveuses pendant lesquelles elle se raidissait.

A 8 ans, elle commence à japper comme les petits chiens, état qui dura jusqu'à 12 ans. A ce moment a eu comme des soubresauts dans la jambe droite et en même temps elle se sentait comme forcée de rejeter son corps en arrière, Elle avait comme la sensation d'une étincelle électrique qui lui passait par le corps. Cet état dura deux ans.

Réglée à 14 ans, elle devient chlorotique, affaiblie, ne se nourrissant qu'avec une petite quantité de lait. Elle tombe dans un état de torpeur, de somnolence continuelle, ne reconnaissant personne autour d'elle. En même temps elle avait des tremblements des membres.

La famille ayant mandé un médecin celui-ci trouve le cas très grave.

Son état empirait de plus en plus, et à la fin ne sachant que lui donner on lui prescrivit quelques pilules, dont elle ne se rappelle pas le nom.

A partir de ce moment son état commence à s'améliorer et une fois rétablie, recommença à avoir des secousses dans la jambe droite avec rejet du corps en arrière.

De 17 à 18 ans, les étouffements la reprennent et elle constatait que son creux épigastrique gonflait, devenait dur et sa face prenait une teinte verdâtre. La crise finie, pendant une heure après, elle avait des tremblements dans tout le corps, même avec des claquements de dents. On était obligé de la mettre au lit, car elle ne pouvait plus marcher, tellement elle se sentait sans force, et ses pieds avaient de la peine à la soutenir.

A partir de 18 ans, elle commence à avoir des mouvements dans les membres supérieurs et la tête.

Ces mouvements, qui du reste surviennent par secousses et à des intervalles plus ou moins longs, sont caractérisés par le rejet du coude en dehors avec, en même temps, des mouvements d'oscillations latérales de la tête et fermeture des paupières.

Examen. — La sensibilité tactile, douloureuse et thermique, est diminuée du côté gauche avec des régions anesthésiques complètes par place.

Il existe un point mammaire et ovarien gauche. Les réflexes rotuliens légèrement exagérés.

Anesthésie du pharynx.

Rétrécissement léger du champ visuel.

23 juin. On soumet la malade à l'isolement rigoureux.

Le 30. On constate une très notable amélioration dans l'état de la malade.

3 juillet 1898. La malade est presque guérie, c'est à peine si

d ans. la journée elle a eu quelques mouvements de la tête. On lui donne la permission de se lever une heure, mais avec la menace du cabinet noir si elle recommence à faire des mouvements.

Le 7. La malade est complètement guérie. On lui permet de voir sa mère.

A partir de ce moment, on lui laisse toute liberté.

Le 20. La malade rentre dans sa famille complètement guérie.

REMARQUE. — La malade nature d'un caractère vif, se mettant en colère pour un rien et était très sensible à la moindre observation qu'on lui faisait.

Il a suffi de la menacer du cabinet noir, pour lequel elle avait une certaine peur, pour voir disparaître toutes les manifestations hystériques, qui duraient depuis si long-temps.

OBS. VI. — *Hémichorée hystérique. Hypoesthésie droite (face, membre supérieur). Stigmates, point ovarien gauche. Isolement. Guérison en quinze jours.*

Mlle Marie P..., âgée de 17 ans, couturière, entre à l'hôpital, dans le service de M. Dejerine, salle Petit-Louis, n° 2, le 3 mai 1898.

Antécédents héréditaires. — Nuls.

Antécédents personnels. — Vers 5 ans, a eu des convulsions. Depuis, elle s'est bien portée, jusqu'à sa puberté (15 ans), où elle commence à être chlorotique, état qui s'améliora ensuite.

La malade rentre pour une chorée rythmique du côté droit. Ces mouvements surviennent par petites secousses, soit dans le coude, qu'elle rejette en dehors, soit dans les doigts, qu'elle met en extension.

Du côté de l'épaule, on constate par moments quelques mouvements d'élévation.

Du côté du membre inférieur droit, il existe quelques mouvements d'extension du pied, ou de flexion forcée et de petites secousses de la cuisse.

De même, à la face, on s'aperçoit que la malade est animée de quelques mouvements de latéralité de la bouche vers la droite, qui rendent un peu la parole embarrassée.

Tous ces mouvements se font par intermittence, et lorsqu'on attire l'attention de la malade, ceux-ci paraissent un peu moins intenses.

La malade est très maladroite de son membre supérieur droit, et elle a de la difficulté pour se coiffer, ou pour travailler. De plus, elle laissait souvent tomber de ses mains les objets, fait pour lequel on lui faisait des reproches.

Elle nous dit, que ces mouvements lui sont survenus, après une grande peur, un soir qu'elle rentrait de son travail. Elle aurait vu une personne qui se tenait cachée dans un fossé. L'émotion qu'elle eût, fût tellement violente, qu'elle poussa un cri, et que des personnes qui sont venues à son secours, l'ont ramenée jusque chez elle. Du reste, la malade est très peureuse, car jamais elle ne se couchait, sans avoir au préalable regardé dans tous les coins de sa chambre, et sous son lit.

A *l'examen*, on constate une hypoesthésie légère de la face droite, et du membre supérieur du même côté, pour les trois modes de la sensibilité : tactile, douloureuse et thermique, rien à noter du côté des autres membres. Comme stigmates, il n'existe qu'une légère hyperesthésie ovarienne gauche.

Réflexes rotuliens normaux.

Pas de trépidation des pieds.

Champ visuel normal, des deux côtés.

4 mai 1898. On soumet la malade à l'isolement, le lendemain même de son entrée.

Pendant une semaine, elle ne fait pas de grands progrès.

8 mai. Même état.

Le 12. Comme la malade présente encore des mouvements, on la menace en lui disant, qu'on la mettra dans le cabinet noir si d'ici deux jours il n'y a pas plus d'amélioration.

Le 14. Les mouvements paraissent moins forts et plus espacés. Du côté du membre inférieur droit, on peut dire même qu'ils ont presque complètement disparu.

Du reste à partir de ce moment, l'amélioration fait des grands progrès, car une semaine après, on pouvait la considérer comme complètement guérie.

Le 20. Comme récompense on lui accorde une heure pour se lever.

La malade continue à aller bien. Les heures de liberté sont augmentées et six jours après, l'isolement est cessé.

La malade reste libre dans la salle encore pendant quelque temps, et le 19 juin 1898, elle quitte l'hôpital complètement guérie.

Obs. VII. — *Astasie-abasie hystérique. Isolement. Suggestion. Guérison rapide.*

Mlle Clotilde L..., âgée de 10 ans et demi, entre à l'hôpital, dans le service de M. Dejerine, salle Petit-Pinel, n° 4, le 7 mars 1898. A eu étant toute jeune, la rougeole et la coqueluche.

En janvier 1898, elle est prise d'un mal de gorge avec un peu de courbature et de céphalalgie : grippe légère ; elle s'alite et garde le lit pendant un mois et demi.

A sa convalescence, elle s'aperçoit qu'elle ne pouvait plus tenir sur ses pieds, et ne pouvait faire aucun pas.

La famille désolée, nous l'amène à l'hôpital, pour lui faire une cure d'isolement.

A son entrée, on ne constate aucun trouble du côté de la sensibilité.

Les réflexes rotuliens sont un peu affaiblis.

Il n'y a pas de réflexe plantaire droit. A gauche une légère ébauche.

Mais du côté de la motilité, il existait une impotence complète, car la malade ne pouvait faire aucun mouvement. Etant debout, les pieds fléchissaient sous elle et elle tombait. Lorsqu'on la soutenait, alors elle appuyait les orteils d'abord et ensuite la plante du pied.

Mon maître, M. Déjerine, la remet au lit, et en la regardant bien en face, d'un ton impérieux lui dit qu'elle marchera. Nous la reprenons alors sous les aisselles et la malade, après cette suggestion impérieuse, se met à marcher, un peu faiblement, mais elle marchait.

Le lendemain déjà l'amélioration était très grande, car elle marchait seule. On peut dire, que c'était une cure comme on en fait à Lourdes, avec cette petite différence qu'elle a été faite à la Salpêtrières.

Les jours suivants, on fait faire à la malade de petits exercices de marche. L'amélioration continue et le 31 mars 1898, la malade quitte l'hôpital, après un séjour de quinze jours pour rentrer dans sa famille.

Obs. VIII. — *Astasie-abasie hystérique. Stigmates nombreux. Troubles de la sensibilité. Phénomènes oculaires. Isolement et suggestion. Résistance puis guérison de la malade.*

Mlle Adrienne J..., âgée de 19 ans, couturière, entre à l'hôpital, dans le service de M. Dejerine, salle Pinel, n° 11, le 16 mars 1898.

Pas d'antécédents héréditaires ni personnels.

Réglée à 16 ans. A eu à ce moment à la suite de fatigues, quelques troubles légers de la marche et de la station debout. Soignée chez elle, par du massage et de la strichnine, la malade guérit au bout de trois mois ; mais depuis il lui resta une certaine faiblesse ; la malade ne pouvait pas courir « elle ne s'en sent pas la force ».

En mai 1896, elle commença à avoir une grande faiblesse dans les jambes, à boiter, à jeter la jambe droite de côté, et certains jours elle ne pouvait même pas se tenir debout. Elle resta ainsi pendant dix mois, avec des améliorations et des aggravations.

N'a jamais eu de crises nerveuses.

Son appétit est bon. Son sommeil aussi. Par contre a eu souvent des périodes de deux à huit jours, dans lesquelles elle était atteinte d'une paralysie complète du côté droit ou du côté gauche, mais sans aphasie.

En fin mars 1897, la malade entre à la Salpêtrière, dans le service de mon maître, M. Dejerine, et au bout de deux mois d'isolement, elle sortit guérie.

Après un mois de bonne santé, la malade revint à l'hôpital, le 16 mars 1898, pour se faire soigner pour les mêmes troubles, mais cette fois-ci du côté opposé. Voilà ce que la malade nous dit :

Il y a quatre mois, elle a perdu son père et en a ressenti une très vive émotion ; quinze jours après, a eu des faiblesses dans les jambes et peu à peu la marche est devenue très difficile, en même temps que la malade se plaignait d'une sensation d'engourdissement de la jambe droite.

Au moment où elle entre à l'hôpital, elle a peine à se tenir debout ; la marche est ébrieuse, la malade ne peut aller en droite ligne et fait des écarts de côté et d'autre.

Les réflexes rotuliens, sont légèrement exagérés des deux côtés et on obtient facilement le phénomène du pied.

La sensibilité à la température et au tact est normale des deux côtés du corps ; pour la sensibilité à la douleur on note une légère hypoesthésie à la cuisse et surtout à la jambe gauche, ainsi qu'à la région lombaire du même côté.

La malade accuse par moment de la diplopie, surtout lorsqu'elle regarde du côté droit ; phénomène qui survient même en dehors de toute fatigue.

Le champ visuel est légèrement rétréci.

La malade est soumise à l'isolement.

18 mars 1898. La malade se plaint d'une paresse du côté gauche, avec difficulté de mouvoir son pied. En même temps elle accuse comme une sensation de masque sur le côté gauche de la face et de la rigidité.

Le 23. Les mêmes troubles persistent ; les mouvements de physionomie sont paresseux difficiles de ce côté ; puis vient une sensation de picotements, d'engourdissement de la main gauche, et enfin les membres supérieurs et inférieurs deviennent un peu plus faibles de ce côté que de l'autre, et plus maladroits.

Le phénomène du pied est plus facile à faire naître à gauche qu'à droite, où il a bien diminué d'intensité.

7 avril. Les phénomènes du côté de la face s'accentuent et il existe maintenant une parésie nette du facial inférieur gauche.

Le 12. La malade se plaint de voir beaucoup moins que d'habitude ; elle a comme un voile devant les yeux et la diplopie maintenant est continue et accentuée. — Les yeux qui faisaient à l'état normal une saillie assez accentuée, sont devenus un peu plus saillants, surtout à gauche.

Elle prétend qu'il y a deux ans environ, elle a eu des symptômes analogues ; qui ont disparu au bout d'une quinzaine de jours.

Le 26. La malade s'affaiblit graduellement. Elle peut à peine se tenir debout, même quand on la soutient. Elle a la plus grande difficulté à marcher ; les pieds traînent, vont de côté et d'autre, et se dérobent sous elle.

Elle attend ses règles depuis huit jours et prétend que c'est surtout depuis ce moment qu'elle est plus malade.

A continuellement sommeil, ne peut manger et se plaint de maux de cœur, de faiblesses à l'estomac.

Par moments éprouve de la difficulté à parler. La tête est lourde, tourne difficilement ; tous les mouvements, surtout ceux d'élévation, sont pénibles et douloureux : la pression sur les muscles de la nuque est sensible et cependant il n'y a pas de raideur, de contracture à proprement parler.

L'ouïe s'affaiblit à son tour et elle entend difficilement, surtout à gauche.

Enfin elle sent à peine le besoin d'aller à la selle et d'uriner : il faut qu'elle fasse grande attention pour ne pas uriner dans son lit.

Le 30. Même état. La malade ne peut plus mettre le pied à terre.

Vomissements alimentaires, muqueux et quelque fois bilieux, fréquents.

2 mai 1898. Motilité. Membres inférieurs.

Exagération des réflexes rotuliens, plus manifeste à gauche.

Le phénomène du pied s'obtient très facilement à droite et est moins nette à gauche, contrairement à ce qui avait lieu au début de la parésie.

A droite, le pied se pose à l'état de repos en légère équinisme et la maladie ne peut exécuter spontanément la flexion dorsale d'une façon complète (parésie du groupe antéro-externe de la jambe). Les mouvements des orteils s'effectuent encore assez bien, à gauche on observe les mêmes phénomènes, mais en outre les mouvements des orteils sont impossibles et la flexion plantaire du pied (extension du pied sur la jambe) a perdu de sa force.

Les mouvements d'extension et surtout de flexion de la jambe sur la cuisse, sont plus faibles à gauche qu'à droite.

En plus la malade à peine à élever la jambe au-dessus du plan du lit (flexion de la cuisse sur le bassin).

Pas d'atrophie musculaire apparente. Pas de raideur musculaire. Le sens musculaire intact des deux côtés.

La malade dit, que par intermittence elle présente dans sa jambe gauche une raideur qui lui vient subitement et l'empêche d'exécuter tout mouvement.

Membres supérieurs. Affaiblissement des mouvements du côté gauche, la malade serre mal ; la flexion et l'extension de l'avant-bras sur le bras et surtout de l'élévation du bras sont faibles. Ce membre est maladroit, surtout la main, et il existe un tremblement intentionnel lent, à oscillations assez étendues, manifeste quand la malade boit.

Pas de réflexe tendineux. Pas de raideur musculaire.

Pas d'erreur de position (sens musculaire normal).

Face. La bouche est légèrement déviée à gauche et le sillon labio-génien est plus accusé de ce côté (hémispasme).

Rien du côté des orbiculaires des paupières et des muscles du front.

Pas de déviation de la langue ; le mouvement de propulsion est un peu pénible et la malade se plaint d'une sensation d'engourdissement de la langue.

Voile du palais normal.

Organe des sens. — Yeux : Regard à droite : léger mouvement de nystagmus transversal à mouvements particulièrement lents.

Regard à gauche : parésie du droit externe gauche.

Regard en bas ; nystagmus vertical très lent.

Regard en haut : Idem. Pas de parésie du droit supérieur ni du releveur des paupières, mais nystagmus vertical lent.

Les deux yeux sont un peu saillants, surtout le gauche, et cet œil au toucher est plus dur que l'autre.

Léger strabisme.

Quand la malade fixe un objet placé devant elle, on constate que les yeux sont animés de mouvements irréguliers ; il y a une instabilité, une véritable ataxie.

Légère diplopie quand la maladie regarde en face d'elle ou à sa gauche, diplopie qui disparaît quand elle regarde à droite.

Les pupilles réagissent à la lumière et à la distance. La pupille gauche semble un peu plus petite que la droite.

Oreilles : Acuité auditive très faible, surtout à gauche : la malade n'entend pas quand on lui applique une montre sur le front, près de la région temporale.

Pas de bourdonnements d'oreilles.

Examen ophtalmoscopique, fait par M. Rochon-Duvignaud, le 13 mai.

Papilles : région temporale très nettement grise.

Acuité visuelle presque normale (léger astigmatisme).

Champs visuels normaux.

Vision des couleurs normale.

Diplopie homonyme de la partie gauche (à elle) du champ de vision binoculaire, donc parésie du droit externe gauche (qui dans les efforts de vision à gauche ont amené des mouvements nystagmiques), associés à ces mouvements semblables du droit interne droit.

Diplopie croisée dans la convergence faible.

Distance avec une légère divergence du droit interne droit.

Légère paralysie faciale gauche.

Le 17. Amélioration notable ; presque plus de diplopie, sauf dans les positions extrêmes et dans le regard en haut.

L'exorbitisme de l'œil gauche a à peu près disparu et la tension intra-oculaire est à peu près égale des deux côtés.

La malade commence à marcher d'une façon assez satisfaisante.

2 juin 1898. Les troubles de la vue s'accentuent de nouveau ; la malade présente de nouveau de la diplopie, quoique un peu variable d'un jour à l'autre ; toutefois l'instabilité oculaire ne reparaît plus et le nystagmus dans les positions extrêmes est très peu apparent.

La main droite commence à s'affaiblir.

Le 16. Toujours mêmes phénomènes qui se sont accentués.

La parésie a gagné le membre inférieur qui est notablement plus faible que l'autre. Perte de la notion de position des orteils et phénomènes analogues, mais moins accusés au niveau de l'articulation du cou-de-pied.

Tout le membre inférieur gauche sent moins que le droit (toucher, piqûre) : cette différence bien accusée au niveau de la plante du pied, est très peu marquée pour le reste du membre.

La marche est redevenue très pénible : instabilité très notable, et démarche ébrieuse. Même depuis ce matin la malade ne peut plus marcher sans se tenir, et quand elle marche, elle lance sa jambe droite de côté.

Se plaint de douleurs au niveau de la crête tibiale droite depuis quelques jours, surtout intenses le matin au réveil ou la nuit.

Le membre supérieur est également très sensiblement parésié ; maladresse particulière des mouvements de la main avec anesthésie totale (piqûre, toucher) à la paume de la main ; anesthésie moins accusée au dos de la main, le tout s'arrêtant au poignet. A partir de ce point la sensibilité reparaît, mais toujours plus faible que du côté gauche. Cette différence diminue à mesure qu'on remonte vers la racine du membre et vers l'épaule la sensibilité est égale des deux côtés. Au niveau du tronc pas de différence d'un côté à l'autre. Enfin à droite aucune notion de la position des doigts ; altération considérable du sens stéréognostique, la malade se rend à peine compte qu'on lui met un objet assez lourd (montre assez grosse, couteau, etc.), dans la main.

Du côté droit les réflexes tendineux sont exagérés. Le réflexe patellaire est plus accusé et le phénomène du pied qui existe des deux côtés est encore plus net à droite.

La tension intra-oculaire est toujours à peu près égale des deux côtés ; quoique l'œil gauche soit encore peut-être un peu plus dur au palper. La parésie du droit externe gauche et la diplopie existent encore.

16 août. Amélioration notable de tous les phénomènes.

5 septembre. La malade est presque guérie, se plaint seulement de temps à autre de maux de tête.

20 novembre. La malade peut être considérée comme guérie,

Remarque. — Pour ce cas, l'isolement n'a pas été fait, dès le commencement dans toute sa rigueur. C'est pour cela, qu'après une période d'une amélioration légère d'un jour à l'autre, la malade fait d'autres manifestations hystériques qui, pendant un moment donné, avaient l'allure d'une méningite, mais sans fièvre. Alors, on pratiqua l'isolement, et on mit en œuvre un peu de suggestion. Mais celle-ci n'eut pas grand succès.

La malade se plaignait continuellement et on avait recours au chlorure d'or, pour frapper son imagination.

Pourtant vers novembre, elle commença à aller mieux, la marche est revenue presque normale après quelques rechutes et la malade guérit.

Si nous insistons sur ce cas, c'est pour démontrer l'intérêt qu'il y a à instituer l'isolement dans toute sa rigueur, et ceci dès le premier jour, si on ne veut pas se trouver en face de grandes difficultés et peut-être même échouer.

Certainement que celui-ci bien appliqué, nous aurions eu une guérison certaine et prompte ; il faut se rappeler aussi, qu'elle fut traitée l'an dernier et que la première fois, elle fut guérie par l'isolement, mais il a été rigoureusement appliqué.

Enfin la malade sortit de l'hôpital le 1ᵉʳ février 1899.

Obs. IX. — *Tic hystérique de la tête. Hypoesthésie gauche. Points occipital, mammaire et ovarien gauches. Rétrécissement du champ visuel. Isolement, suggestion, guérison rapide.*

Mlle Aline..., âgée de 16 ans, entre à l'hôpital, dans le service de M. Dejerine, salle Petit-Louis, n° 7, le 12 avril 1899.

Antécédents héréditaires. — Père bien portant.

La mère âgée de.... ans est très nerveuse, mais n'a jamais présenté de crises.

Une sœur de 13 ans et demi, bien portante.

Antécédents personnels. — On trouve dans ses antécédents une rougeole vers trois ans, et quelques mois plus tard une fièvre typhoïde.

A 6 ans, elle a la scarlatine.

Un peu avant cette dernière maladie, elle eut une ophtalmie purulente (?).

Réglée à 14 ans, irrégulièrement depuis.

En 1896, la malade commence à avoir un tic des paupières, consistant dans l'ouverture de celles-ci au maximum.

Au commencement elle ne s'est pas aperçu de cela mais c'est un peu plus tard qu'on a attiré son attention sur ce phénomène.

Du reste, la malade garda ce tic des paupières jusqu'un peu avant l'été 1898 ; il disparut pour faire place à des mouvements de la tête d'affirmation et de négation. Ces mouvements sont rythmés, et ne se font que par intermitences. — Par moments ils cessent, surtout lorsque la malade est au repos, mais il suffit qu'on fasse attention à elle, ou bien qu'elle se propose d'empêcher les mouvements, pour que ceux-ci augmentent d'intensité et de fréquence. Mais ils cessent lorsqu'on capte son attention.

Elle dit que tout cela est venu sans cause, n'ayant jamais eu, ni chagrin, ni émotion, ni contrariété quelconque.

Ces mouvements durent depuis un an environ. L'examen de la sensibilité nous révèle une hyperesthésie gauche du membre supérieur et inférieur, pour les trois modes de sensibilité.

Rien à noter du côté de la motilité.

Les réflexes rotuliens sont légèrement exagérés. Comme stigmates on trouve un point occipital, mammaire et ovarien gauches.

Le champ visuel est légèrement rétréci.

13 avril 1899. On soumet la malade à l'isolement. On ne lui permet même pas de lire le journal.

Le 15. Il existe déjà une légère amélioration, les mouvements sont moins fréquents et moins intenses.

Le 17. Comme le tic persiste encore, on l'intimide, on la menace du cabinet noir pendant quinze jours, si d'ici quelques jours elle ne s'améliore pas.

Le 22. Les mouvements ont presque disparu, mais à la suite d'une douche qu'elle a prise elle en a eu encore quelques uns.

On la menace de nouveau du cabinet noir, si dans trois jours elle a encore des mouvements après la douche.

Le 24. La malade a pris sa douche sans avoir de mouvements.

On lui accorde à titre de récompense une heure de promenade dans le jardin de l'hôpital et permission de lire les journaux.

Le 26. L'amélioration continue, et on lui augmente les heures de liberté, et comme faveur, la permission de voir sa mère pendant un quart d'heure.

REMARQUE. — Chez cette malade, l'isolement a agi plus rapidement qu'aucun autre agent thérapeutique. Et au bout de très peu de temps, le tic a diminué puis disparu.

Il a fallu agir avec elle comme un maître d'école, et chaque fois qu'on lui parlait du cabinet noir elle avait aussitôt une crise de larmes.

On ne saurait donc, chez de telles malades, avoir trop recours à l'isolement joint à la suggestion, car c'est la guérison assurée dans 100 p. cent des cas.

Sortie guérie, le 21 mai 1899.

Obs. X. — *Ovaralgie hystérique. Hypoesthésie droite. Point mammaire gauche et ovarien du même côté. Rétrécissement du champ visuel. Isolement. Guérison rapide en vingt jours.*

Mlle Julie F..., âgée de 16 ans, entre à l'hôpital, dans le service de M. Dejerine, salle Pinel, n° 2, le 4 janvier 1899.

Antécédents héréditaires.—Père bien portant, pas d'éthylisme. Mère non nerveuse, âgée de 42 ans, a eu des hémorrhagies utérines.

Une sœur de 15 ans, bien portante, de même un frère de 11 ans.

Antécédents personnels. — On trouve une rougeole, étant toute jeune.

A partir de 9 ans, elle commence à avoir des crises nerveuses. Celles-ci commencent par une sensation douloureuse, localisée dans la fosse iliaque gauche. Cette douleur remonte ensuite vers le creux épigastrique et de là au cou, en même temps la malade se plaint d'étouffements. Les douleurs deviennent plus intenses, et elle commence à pousser des cris.

La première crise qu'elle eut, dura environ deux heures.

Actuellement, elles ont augmenté d'intensité et sont devenues plus fréquentes, ayant jusqu'à 4 crises par jour depuis quelque temps. Cette accentuation dans leur nombre et leur intensité date du jour où la malade a commencé à être réglée, c'est-à-dire depuis l'âge de 14 ans.

La malade est très peu communicative, c'est à grand peine qu'on lui arrache quelques mots. Son regard est fuyant, elle tourne la tête lorsqu'elle vous parle, et aime rester silencieuse. Son caractère est vif, elle se fâche facilement et pleure de même.

Nous trouvons chez la malade une hyperesthésie ovarienne gauche excessive, car à peine presse-t-on sur la région, que la malade se retire et pousse des cris.

A l'examen de la sensibilité, on trouve une hyperesthésie tactile, douloureuse et thermique du côté droit.

Comme stigmates hystériques, un double point mammaire, surtout exagéré à gauche, de même pour le point ovarien où l'hyperesthésie est excessive.

Du côté de la vue, il y a un léger rétrécissement du champ visuel.

5 janvier 1899. La malade est soumise à l'isolement le plus strict. On la menace du cabinet noir, si d'ici à la fin de la semaine elle a encore des crises.

Le 10. Les crises douloureuses persistent encore, mais elle sont moins intenses.

Le 20. La malade n'accuse plus aucune douleur, et son état s'est amélioré.

On lui accorde à titre de récompense deux heures de liberté.

A partir de ce moment, on augmente les faveurs à la malade tous les deux ou trois jours, lorsque le 30 janvier, on cesse l'isolemen .

Remarque. — Dans ce cas, non seulement l'isolement a eu un effet salutaire, pour son état hystérique, mais même son caractère a changé, elle est devenue plus gaie, plus aimable et parle volontairement lorsqu'on lui adresse la parole.

La malade une fois guérie, et ne se trouvant plus isolée s'était si bien habituée à son nouveau milieu, que le jour de son départ, de rage et de colère, qu'on ne voulut pas la garder, comme elle le désirait, elle a déchiré et coupé avec un ciseau, la couverture et les rideaux du lit!

Elle sort guérie le 19 février 1899.

Obs. XI. — *Contracture hystérique du membre supérieur gauche. Crises nerveuses. Anesthésie du bras gauche. Hypoesthésie de la région lombaire. Pas de points hystérogènes. Champ visuel normal. Isolement. Guérison prompte.*

Mlle Antoinette A..., âgée de 22 ans, domestique, entre à l'hôpital, dans le service de M. Dejerine, salle Pinel, n° 16, le 6 mai 1898.

Antécédents héréditaires. — Père très sobre, cultivateur dans le Puy-de-Dôme, très bien portant âgé de 70 ans, pas nerveux.

Mère de 55 ans bien portante et sobre, n'a jamais souffert de maladie nerveuse. Elle n'est pas irrascible.

A eu deux enfants : une fille bien portante et notre malade.

Le père avait eu d'un premier mariage cinq enfants dont trois sont morts ; un à 16 mois et deux autres morts de la poitrine.

Antécédents personnels. — Rougeole à 5 ans à la suite de laquelle la malade a eu une kératite, et depuis ce temps elle a une taie sur l'œil droit.

Pas de convulsions étant enfant.

Ensuite bien portante jusqu'à l'âge de 19 ans ; réglée à 12 ans, toujours régulièrement.

A 19 ans a eu une maladie non fébrile, caractérisée par des douleurs violentes dans l'oreille droite, puis, au bout de trois jours par de la céphalée, traitée par du sulfate de quinine, de l'éther et du bromure de potassium.

Pendant 4 mois, guérisons et rechutes successives.

Pendant ce temps a eu des attaques de nerfs. Ne sentait pas venir l'attaque : la chute était rapide, mais pas assez brusque cependant pour que la malade, quand elle était debout, ne puisse s'asseoir.

Perte de connaissance complète, se débattait beaucoup, grinçait des dents, mais pas d'écume à la bouche, pas de morsure de la langue, pas d'émission d'urine.

Cela dure une demi-heure, à une heure puis la malade revient à elle et ne se rend pas compte du tout qu'elle a eu une crise ; pas de fatigue aucune manifestation ne suit ces attaques.

Au contraire, d'autres fois, la malade est prise d'un sommeil irrésistible et s'endort profondément et pendant son sommeil, parle et délire.

Au début les attaques ont été très fréquentes : les huit jours qui ont suivi la première crise [boule hystérique] la malade en avait 2 ou 3 par jour ; puis elles se sont espacées rapidement et maintenant la malade en à peu près tous les trois mois.

A part ces crises, la malade après ces quatre mois a été complètement guérie de ses maux d'oreilles ; les maux de tête ont bien diminué mais persistent encore : céphalée frontale continuelle (jour et nuit) plus accusée pendant certaines périodes et surtout violentes au moment où la malade a ses crises. — Traitée par les bains froids et vésicatoires sur la tête.

Il y a trois mois, mordue au mollet gauche par un chien ; la morsure n'a pas été très forte mais la malade a eu grand'peur. Le lendemain cependant elle ne pense plus à son accident et pendant trois semaines reste très bien portante.

Au bout de ce temps, la malade se plaint pendant deux jours, de maux de tête parliculièrement violents, puis en un quart d'heure la jambe et le bras gauche deviennent raides : l'articulation de la hanche avait gardé sa mobilité, mais le genou était fixé dans l'extension et le pied dans la flexion dorsale.

Au membre supérieur la position s'est établie immédiatement, à part ce fait que la main était étendue les doigts rapprochés. En même temps, douleur continue dans les deux membres atteints mais surtout dans les bras : la malade souffrait beaucoup.

La douleur violente persiste pendant huit jours environ, puis se calme peu à peu et depuis un mois et demi la malade ne souffre plus du tout c'est-à-dire trois semaines après le début de la contracture

du bras. Quant à la douleur de la jambe, elle n'a pas persisté plus
de huit jours et au bout de ce temps la mobilité est survenue grâce
à l'intervention du médecin qui a fléchi la jambe de force et lui a
affirmé qu'une fois pliée elle resterait normale.

Au bras, malgré une intervention analogue, la contracture a persisté et il y a quinze jours, tout d'un coup, les doigts se sont fléchis
et la main a pris la position qu'elle présente actuellement.

A son entrée l'état de la malade est le suivant :

Motilité : membres inférieurs, normaux ; la force musculaire,
les mouvements sont revenus dans la jambe gauche et il n'y a pas
de raideur.

Les réflexes patellaires sont exagérés un peu, mais également
des deux côtés.

Pas d'erreur de position.

Membres supérieurs : le droit est absolument normal.

Pas d'exagération des réflexes tendineux.

A gauche, l'épaule est absolument mobile et la malade exécute
bien tous les mouvements de cette articulation.

Le bras est en rotation interne, de sorte que la face antérieure
regarde presque directement en dedans, seulement un petit peu
obliquement en avant. Le coude est en extension forcée et on ne
peut le fléchir même en déployant une grande force.

Le poignet est en position extrême de supination et en flexion
incomplète : les doigts sont en flexion des deux premières phalanges et en extension de la dernière. Les ongles portent directement sur la paume de la main, à tel point qu'il faut mettre un peu
d'ouate sous les ongles pour qu'ils ne pénètrent pas dans la peau.

Le pouce est en extension et son extrémité s'insinue entre l'index
et le médius légèrement écartés.

Toutes ces positions sont absolument fixes et on ne peut les
modifier si peu que ce soit, même en déployant une grande force.

Dureté du triceps au bras et surtout des muscles de l'avant-bras
et de l'éminence thénar.

Pendant le sommeil la malade exécute quelques mouvements.

Face : rien à signaler.

Sensibilité : le membre supérieur gauche, contracturé, est absolument anesthésique à tous les modes de la sensibilité. Cette anesthésie commence à l'épaule, non par une transition absolument brusque, mais par une zone de diminution progressive. D'ailleurs la diminution se fait assez rapidement et la zone en question est assez étroite. Ce qu'il y a de remarquable, c'est que la disparition des divers modes de la sensibilité ne se fait pas exactement au même niveau.

Dans le dos, quelques points d'hypoesthésie (toucher et douleur) près de la région lombaire.

Pas d'autres troubles de la sensibilité.

Aux membres inférieurs il n'y a aucune différence d'un côté à l'autre.

Stigmates : Pas de points hystérogènes.

Champ visuel normal. Rien à noter du côté de la vision, sinon ce fait que la malade prétend avoir un peu de diplopie quand elle a eu des maux de tête très violents.

Acuité auditive normale et égale des deux côtés.

7 mai 1898. A la visite, on la trouve en état de contracture, sans connaissance ; on ne s'était aperçu d'aucune attaque.

Lorsqu'elle est revenue à elle, peu à peu ses doigts se sont allongés et se sont placés en extension forcée.

Le 9. Le poignet, les doigts redeviennent flexibles et la malade peut les mouvoir spontanément.

Le coude est toujours aussi rigide.

L'anesthésie fait place à de l'hypoesthésie.

La malade est soumise à l'isolement complet.

Le 14. A eu deux petites attaques la veille au soir. La rigidité du coude a cédé et tous les mouvements sont revenus dans le membre.

Remarque. — A dater de ce jour la malade entre en voie de guérison. On maintient encore le traitement une dizaine de jours et le 24 mai, à titre de récompense, on lui permet de se lever une heure.

L'amélioration continue et les jours suivants on lui accorde des heures en plus.

La malade sort guérie de l'hôpital le 1er juin 1898.

OBS. XII. — *Hystéro-traumatisme. Contracture du membre inférieur . droit. Tremblement. Point mammaire droit. Isolement sévère. Guérison.*

Mme Eugénie P..., âgée de 23 ans, blanchisseuse, entre à l'hôpital, dans le service de M. Dejerine, salle Pinel, n° 4, le 30 mars 1898.

Antécédents héréditaires. — Père mort à la suite d'une attaque d'apoplexie.

Mère rhumatisante, mais n'a aucune affection nerveuse. Six frères et une sœur, tous bien portants.

Antécédents personnels. — La malade a eu, étant toute jeune, la rougeole. Vers 13 ans, la fièvre typhoïde. A la suite de cette dernière maladie et d'une peur a eu la diarrhée qui a duré trois mois environ. Pas d'amaigrissement.

Réglée à 14 ans.

Se marie à 15 ans, et prend à partir de ce moment le métier de blanchisseuse. Quelque temps après, elle commence à avoir un léger gonflement des mains et une certaine difficulté à plier les doigts. Bientôt elle vit les articulations des pieds se prendre à leur tour. En même temps des douleurs apparaissent, et la malade est obligée de quitter son travail et de s'aliter pendant deux mois. Elle ne se souvient pas si elle a eu de la fièvre en même temps. Depuis, toutes les fois qu'elle met ses mains dans l'eau, elles se gonflent et vers le soir elle ressent des élancements dans ses articulations. En même temps une certaine raideur envahit les articulations, et elle a alors une grande peine à fléchir les doigts et à fermer le poing.

Le 20 novembre 1897, elle est opérée pour une appendicite, survenue quelque temps après une salpingite droite. En même temps on enlève l'ovaire droit.

Actuellement la malade se plaint d'une difficulté pour marcher, et son état s'aggrava davantage à la suite d'une peur qu'elle a eue en montant les escaliers chez elle : elle a entendu quelqu'un monter derrière elle.

État actuel. — De taille moyenne, assez bien musclée, présente un certain embonpoint.

Le membre inférieur droit est rejeté légèrement en dehors, et lorsqu'on met la malade debout, elle accuse une douleur dans l'articulation tibio-tarsienne et au genou.

Par moments elle sent dans l'articulation de la hanche, comme une sorte de contraction qui l'oblige, à ce moment, à plier latéralement le membre.

Couchée, la malade ne peut approcher son membre inférieur droit de celui de gauche, et en même temps la jambe est légèrement fléchie sur la cuisse.

De plus, elle présente un tremblement continuel dans son membre malade.

Ce tremblement, parfois s'accuse aux membres supérieurs, à la moindre émotion. Souvent, à l'heure de la visite, la malade tremblait ainsi. Du reste, elle est d'un caractère très émotif.

Il y a une hyperesthésie généralisée sur tout le corps, le tact est conservé et la sensibilité à la température paraît être légèrement augmentée.

Le réflexe rotulien droit est aboli, — ceci tient à l'état de contracture du membre, — de plus il existe une trépidation du pied droit très nette.

Les sphincters sont normaux.

Il y a un point mammaire droit, mais ni point ovarien ni point occipital.

Depuis l'opération, la malade a changé un peu de caractère. Elle est devenue plus violente, s'emporte vite et quelque fois à la suite de la moindre chose.

6 avril 1898. On commence à faire à la malade un massage psychique.

Le 7. On soumet la malade au chloroforme, et on constate que la contraction et le tremblement du pied s'arrêtent. On imprime au membre malade tous les mouvements voulus.

Le 8. L'attitude du pied change, de fléchi qu'il était et porté en dehors (en abduction), il est devenu droit, fortement contracturé et la trépidation du pied est plus faible.

On soumet la malade à l'isolement, dans la salle même, les rideaux fermés, personne n'ayant le droit de lui adresser la parole.

Le 13. La malade vomit à la suite de quelques douleurs qu'elle a accusées à l'hypogastre.

On lui applique sur la région douloureuse un cataplasme laudanisé et tout rentre dans l'ordre.

Le 14. La malade commence à faire un léger mouvement de son genou.

Le 20. L'amélioration continue, et pour frapper encore plus son imagination, on lui dit qu'on va lui faire du transfert.

Le 21. La malade est très inquiète. Elle nous demande avec persistance de lui expliquer en quoi consiste ce traitement, car elle aimerait mieux partir que de se laisser faire. Nous lui faisons comprendre que toutes les inquiétudes qu'elle a, sont sans fondement, et que c'est pour son bien. La malade se calme enfin.

Le 30. On fait à la malade une séance de transfert, en lui suggérant la disparition de sa contracture.

Après la séance, la malade fait dans la salle quelques pas toute seule. Elle est enchantée du résultat obtenu.

5 mai. L'état de la malade s'améliore. Elle marche presque comme une personne bien portante, mais elle se plaint de quelques légères fatigues après la marche.

Le tremblement a disparu.

On accorde à la malade, à titre de récompense, une heure de liberté.

Le 20. La guérison étant presque complète, on permet à la malade de recevoir la visite de son mari.

On cesse l'isolement.

5 juillet. La malade sort complètement guérie.

Remarque. — Ce cas est très beau comme guérison, mais il montre aussi les difficultés qu'on a eues et le temps qu'elle a mis pour se guérir.

Cette malade était d'un caractère assez difficile à diriger. On ne pouvait pas lui faire une observation un peu brusque, la gronder un peu, sans qu'elle se mette en colère, et menace de nous quitter.

Une fois, au commencement du traitement, lorsqu'elle fut menacée du cabinet noir, duquel elle avait une peur terrible, elle prit la ferme décision de quitter l'hôpital, mais il suffit de quelques bonnes paroles en la prenant avec douceur pour la calmer.

C'est ici, dans des cas pareils, en cas d'échec du traitement, qu'il faut chercher la cause, et voir qu'elle n'est pas due en partie à une fausse route.

De plus, ce cas nous démontre aussi, qu'il ne faut pas désespérer et ne pas perdre courage si la guérison se fait attendre, car un jour ou l'autre elle arrive.

Obs. XIII. — *Coxalgie et genou hystériques, survenus à la suite d'une opération sur le genou. Hypoesthésie du membre inférieur gauche. Point ovarien gauche et mammaire du même côté. Rétrécissement léger du champ visuel. Isolement. Guérison.*

Mlle Marthe P..., âgée de 19 ans, employée de commerce, entre à l'hôpital, dans le service de M. Dejerine, salle Pinel n° 4, le 31 janvier 1898.

Antécédents héréditaires. — N'a pas connu ses parents.

Antécédents personnels. — Vers 4 ans, la malade commence à avoir des écoulements d'oreille, qui ont duré jusqu'à 14 ans.

Depuis ce temps, elle voit encore sourdre, par intermittence, un léger écoulement du côté droit.

Plusieurs fois a eu des angines bénignes, avec légère fièvre et de la difficulté de déglutition.

Réglée vers 15 ans, d'une façon irrégulière.

A 15 ans et demi, la malade se trouvait au Mans où elle travaillait dans une maison de mercerie, et où elle était logée aussi. Elle se fatiguait beaucoup, car elle se levait de très bonne heure, pour se coucher le soir très tard.

En septembre 1894, elle fait une chute qui occasionne une entorse du pied gauche. De plus, le genou du même membre, quelques jours après la chute, s'est tuméfié.

S'étant plainte, on lui ordonne un peu de repos et du massage. Un mois environ après, malgré le traitement, la malade ne pouvait plus marcher ; elle se décide alors à voir un chirurgien. Celui-ci, après avoir bien examiné la malade, déclare avoir trouvé un corps étranger au genou.

Il considérait une opération comme nécessaire sans quoi il ne répondait pas qu'elle ne présentât en peu de temps, une tumeur blanche.

L'opération est décidée enfin pour le mois de décembre 1894.

Jusqu'à ce moment la malade ne présentait aucune contracture du membre inférieur gauche.

Une fois l'opération faite, elle se trouve contracturée de son membre inférieur, et on la met alors dans un appareil plâtré, qui est gardé pendant 40 jours.

En lui retirant l'appareil plâtré, la malade ne marchait pas mieux, et comme on lui avait dit que la résection du genou serait nécessaire, son grand-père s'y opposa, et ce n'est qu'à la longue que la malade a commencé à marcher un peu, tant bien que mal, tout en ayant conservé une douleur dans l'articulation du genou, surtout aux changements de température.

Elle a travaillé ainsi pendant quelque temps, avec des périodes d'amélioration et d'aggravation et comme à la fin, les douleurs sont devenues de en plus en plus fortes, elle se décide à venir à

Paris, où elle vient voir quelques spécialistes qui lui ont ordonné du massage et de l'électricité.

Elle continue ce traitement jusqu'à fin novembre 1897, et au courant du mois de décembre, elle rentre à Beaujon dans un service de chirurgie. Ici on la soumet pendant quelque temps aux frictions mercurielles, après avoir été chloroformée, pour examiner sa jointure. La malade refuse plus tard de se soumettre à une intervention.

Lorsqu'on a cessé les frictions, comme les douleurs allaient un peu mieux, mais que la contracture était de plus en plus intense, sur la recommandation d'un médecin, on éloigne l'idée d'une intervention, et elle quitte l'hôpital pour rentrer à la Salpêtrière, dans le service de notre maître, M. Dejerine, à la fin de janvier 1898.

Voici l'état dans lequel la malade se présente à nous, à son entrée à l'hôpital.

Depuis six mois environ, la contracture de son membre inférieur était telle, que la malade ne pouvait qu'avec grande difficulté se tenir debout. La marche lui est impossible.

Le membre inférieur est en extension et en rotation en dedans, et rejeté en arrière. C'est à peine si elle peut toucher avec les orteils le sol. Tout mouvement lui est impossible.

Couchée dans le décubitus dorsal, l'attitude du membre reste la même, et la face interne du tibia se trouve sur le plan horizontal du lit. Le moindre mouvement imprimé à la jambe, au pied ou à la cuisse, fait pousser des cris à la malade.

La flexion du pied sur la jambe est très douloureuse et difficilement obtenue, tandis que celle de la jambe sur la cuisse est impossible.

De plus, la malade présente du côté de son membre contracturé, une atrophie assez marquée des muscles de la région antérieure de la cuisse. Les mensurations faites ont donné pour les deux extrémités de la cuisse les chiffres suivants : En haut, au niveau du pli fessier 50 centim., et en bas, à 2 centim. au-dessus de la rotule 36 centim., différents de celles de la cuisse droite de 9 centim. pour le premier et de 3 centim. pour le second.

La sensibilité tactile, douloureuse et thermique est normale sur tout le corps, sauf pour le membre inférieur gauche où il existe une légère hypoesthésie.

Le réflexe rotulien est aboli du côté gauche, à cause de la contracture et n'existe pas à droite.

Comme stigmates hystériques on trouve une hyperesthésie ovarienne gauche et mammaire du même côté.

Le champ visuel est légèrement rétréci.

Le 5 février 1898. On chloroforme la malade et on constate que la contracture disparaît. Tous les mouvements se font avec la plus grande facilité.

À son réveil, la contracture persiste.

Le 7. On soumet la malade à l'isolement.

15 mars 1898. La malade ne faisant pas de progrès, depuis son entrée, on la transfert dans le cabinet noir. Elle pleure, se fâche, finalement se soumet.

Le 18. On redescend la malade dans la salle. Elle commence à se tenir debout sur son pied malade, et la flexion de la jambe sur la cuisse est beaucoup moins douloureuse.

À partir de ce jour, la malade commence à faire des progrès journellement.

10 avril. On commence à faire à la malade un peu de massage plutôt psychique, de son membre inférieur gauche.

Le 20. La malade continue à faire des progrès. Elle marche seule quoique elle traîne encore son pied et les mouvements de flexion du membre inférieur gauche sont à peine sensibles.

2 mai 1898. On menace la malade du cabinet noir, si elle ne fait des progrès plus rapides.

REMARQUE. — C'est un cas de guérison très remarquable. Pendant trois mois environ elle resta réfractaire à toute suggestion ou intimidation. On devait chercher d'un autre côté, la manière de pouvoir la rendre apte à recevoir la suggestion. D'un caractère très difficile à diriger, entêtée, mauvaise tête, tout en étant dur et sévère envers elle, on devait lui faire voir une certaine amitié.

C'était par les lettres qu'elle recevait, et qu'on ne lui donnait pas, qu'on a pu la rendre docile et obéissante. C'est en les voyant dans la main de Mme Nény, surveillante, qui lui disait qu'elle ne les aurait pas tant qu'elle ne ferait pas des progrès, qu'on a pu arriver à la guérir. Toute autre suggestion ou intimidation fut inutile. Le tout c'était de ne pas lui céder, et de lui faire voir qu'une résistance de sa part, serait du temps perdu et inutile.

Sortie guérie le 12 août 1898.

Obs. XIV. — *Aphonie hystérique datant d'un an. Anesthésie pharyngienne. Hypoesthésie du membre inférieur gauche. Point occipital et mammaire gauche. Isolement. Guérison en huit jours.*

Mlle Alice D..., âgée de 20 ans, parfumeuse, entre à l'hôpital, dans le service de M. Dejerine, salle Petit-Pinel, n° 12, le 15 mars 1899.

Antécédents héréditaires. — Père bien portant, alcoolique.

Mère morte à l'âge de 39 ans, d'une affection pulmonaire (tuberculose, laryngite tuberculeuse probable). A eu pendant sa vie des crises nerveuses, avec perte de connaissance.

A eu trois enfants.

Le 1er un garçon, 22 ans, bien portant.

Le 2e, notre malade.

Le 3e, une fille de 17 ans, bien portante.

Antécédents personnels. — Étant toute jeune à eu des convulsions. Un peu plus tard, une rougeole et la coqueluche.

Réglée à 13 ans.

En 1895, la malade, à la suite d'un refroidissement perd la voix. C'était à peine si elle pouvait émettre quelques sons. La voix était presque éteinte. Cette aphonie dura environ deux ans. Pendant ce temps, elle a été traitée dans des cliniques spéciales, elle prit une quantité notable de bromure de potassium, on lui donna même des pilules de strychnine, mais bien entendu sans aucun résultat.

Un jour, à la suite d'une discussion qu'elle a eue avec son père, elle reçut de celui-ci une gifle. Elle fut tellement saisie et stupéfaite, qu'elle en fut suffoquée (expression de la malade), et le lendemain matin, comme par enchantement sa voix est revenue.

En janvier 1899, la malade assiste au Père-Lachaise, à une incinération, il faisait une assez grande chaleur dans la salle ; après que l'opération fut terminée, à la sortie la malade prit froid.

Le lendemain elle est enrhumée, tousse et sa voix commençait de nouveau à s'éteindre ou plutôt à s'affaiblir.

A l'atelier on lui fait une observation, et presque aussitôt elle perd la voix.

C'est dans cet état qu'elle entre à l'hôpital Beaujon, où on lui administre une potion à prendre et quelques jours après un purgatif. A son entrée, elle avait des étouffements, avec une sensation de boule, qui partant de l'estomac, remontait vers le cou.

De plus, elle souffre d'une céphalée continue avec, par moments, une hyperesthésie du cuir chevelu.

La malade ne voyant aucun progrès sort de l'hôpital et vient nous voir.

État actuel. — De taille moyenne, assez bien constituée, et musclée ; on note un peu de faiblesse musculaire du côté du membre inférieur gauche.

Rien du côté des autres membres, où elle présente une force musculaire assez grande.

Du côté de la sensibilité, on trouve une légège hypoesthésie du membre inférieur gauche, c'est-à-dire du même côté que la faiblesse de la force musculaire.

L'anesthésie du pharynx est complète.

Les réflexes rotuliens sont un peu exagérés.

Comme stigmates hystériques on trouve : un point occipital et mammaire gauche.

Pas de point ovarien.

16 mars 1899. La malade est soumise à l'isolement complet, et on fait peser sur elle la menace du cabinet noir, si dans huit jours, elle ne retrouvait pas sa voix.

Les jours qui suivirent, il n'y eût aucun progrès, mais l'avant-veille du jour fixé, c'est-à dire le 23 mars, la voix lui revint.

Le 24. Comme récompense on lui donne deux heures de liberté, les rideaux du lit non fermés.

Deux jours après, on lui permet de descendre dans le jardin.

6 avril. La guérison semble durer, quoiqu'on ait cessé l'isolement, peut-être un peu trop vite.

Le soir, la malade se promène un peu dans le jardin et, quelque temps après, en montant vite les escaliers, et en rentrant dans la salle, de nouveau elle perd la voix. M. Roux, interne du service, qui se trouvait justement dans la salle, ordonne de nouveau l'isolement, disant que si le lendemain la voix n'était pas revenue, elle serait mise dans le cabinet noir. Une demi-heure après la malade avait retrouvé sa voix.

Le 10. La malade va bien.

Le 25. La malade sort complètement guérie.

REMARQUE. — Ce cas est remarquable par la rapidité de la guérison. Il a suffi d'intimider la malade du cabinet noir, pour voir du jour au lendematn la guérison revenir. Elle avait du reste une appréhension du cabinet noir, et ce fut assez pour arriver au but cherché.

La malade très émotive, était facile à diriger.

Oᴅs. XV. — *Aphonie hystérique datant de deux ans environ. Hémianesthésie gauche. Point mammaire et ovarien droit. Rétrécissement du champ visuel, plus accusé à droite. Isolement. Guérison en huit jours.*

Mˡˡᵉ Jeanne G..., âgée de 20 ans, couturière entre à l'hôpital, dans le service de M. Dejerine, salle Pinel n° 4, le 19 avril 1899.

Antécédents héréditaires. — Père mort à 55 ans, d'une congestion cérébrale.

Mère de 46 ans, nerveuse, a commencé à avoir des crises après son mariage et depuis, quoiqu'elles aient disparues, elle est devenue plus nerveuse encore.

A eu six ans enfants, dont le 1er, garçon 25 ans, bien portant, le 2e, garçon de 23 ans, a eu vers l'âge de 19 ans, des attaques nerveuses, diagnostiquées par un médecin, épileptiques. Ces attaques ont cessé, et actuellement il se porte bien.

3e, garçon de 22 ans, très maigre, tousse beaucoup.

4e, fille, la malade en question.

5e, garçon de 17 ans, très nerveux, pas de crises, se porte bien.

6e, garçon de 5 ans, bien portant, mais nerveux.

Antécédents personnels. — La malade a eu vers 4 ans la rougeole, et à partir de 5 ans elle commence à souffrir tous les ans, soit d'une angine soit de troubles dus à l'hypertrophie des amygdales.

Réglée à 13 ans et demi.

La malade a toujours été un peu nerveuses, mais depuis deux ans environ, cet état s'est aggravé : elle est devenue irrascible et facilement impressionnable. Elle pleure facilement et quelquefois pour rien. N'a jamais eu de crises de nerfs.

Cet état est survenu à la suite d'une consultation qu'elle est allé prendre à l'hôpital Isaac Péreire, pour ses troubles du côté du nez. A ce moment, on trouve à la malade des tumeurs adénoïdes, et le médecin, paraît-il, lui dit brusquement qu'elle doit être endormie et opérée.

Le soir même la malade perdit la voix, et c'est à peine si on l'entendait parler.

Depuis la malade consulta plusieurs médecins, et pendant longtemps, elle se fit électriser, sans s'apercevoir du reste, d'une amélioration quelconque.

Actuellement, cette aphonie dure depuis deux ans environ, la voix est enrouée et très faible.

On constate un léger tremblement de la mâchoire inférieure.

Il existe une anesthésie tactile, douloureuse et thermique du côté gauche. A la face pourtant, il n'y a que de l'hypoesthésie gauche.

La force musculaire de la malade est normale.

Les réflexes rotuliens paraissent légèrement exagérés, et surtout du côté droit.

Comme stigmates hystériques on trouve un point mammaire et ovarien droit.

Le champ visuel est notablement rétréci, surtout du côté droit.

20 avril. La malade est soumise à l'isolement complet. En même temps on lui fait peur, en lui parlant du cabinet noir, si à la fin de la semaine sa voix ne revient pas.

Le 27. La voix est revenue.

REMARQUE. — Dans ce cas, il a suffi de l'intimidation du cabinet noir, pour guérir la malade en peu de temps. Tout ce qu'on a essayé comme agents thérapeutiques a échoué, ce qui démontre encore davantage l'efficacité de l'isolement joint à la suggestion dans des cas semblables.

Sortie guérie le 15 mai 1899.

OBS. XVI. — *Anorexie hystérique. Hypoesthésie gauche. Point ovarien droit. Isolement. Guérison en six jours.*

Mlle Marguerite L..., âgée de 19 ans, modiste, entre à l'hôpital dans le service de M. Dejerine, salle Petit-Pinel, n° 8, le 17 mars 1899.

Antécédents héréditaires. — Le père souffre de temps en temps de coliques hépatiques... Sobre.

La mère, a eu des crises nerveuses depuis l'âge de 16 ans, jusqu'à 38 ans. D'un caractère gai, non irascible, a plutôt une grande patience.

M 6

2 sœurs cadettes bien portantes.

1 frère bien portant.

Antécédents personnels. — A 3 ans inflammation intestinale et fièvre muqueuse.

Jusqu'à 7 ans, a tous les hivers une bronchite légère.

A 10 ans, rhumatisme articulaire du genou avec gonflement et fièvre.

De 12 à 16 ans elle se porte très bien ayant un bon appétit.

Réglée à 12 ans et demi régulièrement.

A 16 ans, entre dans un magasin de modes pour faire son apprentissage, et quelqnes mois après elle commence à perdre son appétit.

A eu pendant cet intervalle quelques crises nerveuses à la suite de contrariétés, avec des douleurs dans le dos et à l'estomac.

Son sommeil était irrégulier.

Elle avait de la constipation.

Elle travaille dans cette maison pendant deux ans, et presque tous les étés elle partait avec ses parents à la campagne, mais ce changement n'avait aucune influence sur son état, car toutes ses douleurs, son anorexie, persistaient. A noter seulement que la malade ne maigrissait pas beaucoup.

Après la première année d'apprentissage, la malade eut une seconde attaque de rhumatisme.

A 18 ans, elle quitte la mode.

Le 13 novembre 1898, la malade est prise d'une grande perte de sang. Quinze jours auparavant, elle eut ses règles, quand tout à coup, sans cause apparente, elle est prise de cette hémorrhagie.

Elle a duré une quinzaine de jours, pendant lesquels la malade eut des défaillances, des éblouissements, mais pas de syncope.

Pendant l'hémorrhagie la malade expulse un gros caillot ; n'a eu aucune douleur ni lombaire, ni utérine ; après l'expulsion du caillot, l'hémorrhagie commence à diminuer. Depuis, elle perd continuellement en blanc, quelquefois jaunâtre ou verdâtre, empesant assez fortement le linge.

Quelque temps après, les règles reviennent et ne durent que **trois jours**.

Cet accident survint le 13 novembre, et avant même qu'il se produise, un médecin lui aurait conseillé de s'aliter, conseil qu'elle n'a pas voulu suivre.

A ce moment déjà, elle souffrait beaucoup de sa fosse iliaque droite, avait des faiblesses assez souvent et tout effort lui était pénible. A chaque instant se trouvait mal après la moindre fatigue, et ne pouvait pas même faire sa toilette. Ne pouvait endurer son corset et ne le mettait que lorsqu'elle se trouvait contrainte.

Après l'hémorrhagie, pendant huit jours, la malade présente des vomissements de couleur verdâtre. Elle ne pouvait rien prendre, car elle rendait aussitôt.

Le ventre était douloureux à la pression, surtout dans la fosse iliaque droite, et elle accusait des douleurs abdominales généralisées, mais elle n'avait pas de fièvre. Elle se sentait glacée, et avait une langue saburrale.

Ce qu'elle a eu à ce moment on ne peut le savoir exactement, mais elle garda le lit pendant deux mois, jusqu'à fin janvier 1899.

État actuel. — La malade rentre à l'hôpital pour une anorexie, survenue à la suite de l'hémorrhagie du mois de novembre dernier. C'est à peine si pendant la journée elle prenait quelques gorgées de képhyr, mais buvait beaucoup d'eau.

La malade de taille assez grande, est plutôt maigre, et ne pèse que 45 kilos, pourtant elle affirme que jamais elle n'a pesé plus de 48 kilos 500.

Examen de la sensibilité. — On trouve une hypoesthésie légère du côté gauche, localisée à la face, au tronc et au membre supérieur. Le membre inférieur et le reste du corps ont une sensibilité normale, sauf pour la région de la fosse iliaque droite qui est hyperesthésiée.

Le champ visuel est normal.

Les réflexes rotuliens un peu exagérés.

Comme stigmate, il n'y a qu'un point ovarien droit.

Rien à noter du côté du goût et de l'olfaction.

18 mars 1899. On soumet la malade à l'isolement le plus strict. Repos et régime lacté.

Pour commencer on lui donne 3 litres de lait, en lui disant qu'à la fin de la semaine il faut qu'elle arrive à prendre 5 litres de lait.

Le premier jour la malade fit quelques grimaces, et quelques difficultés pour boire les 3 litres de lait, mais surveillée continuellement, elle se voit obligée de les prendre.

Après deux jours, on augmente à 4 litres, que la malade prend sans trop résister et après le dixième jour elle arrive à boire 5 litres de lait qu'elle supporte très bien sans réclamer.

10 avril. La malade continue son régime de 5 litres de lait, et a augmenté de poids.

A titre de récompense on lui donne un quart d'heure de liberté.

Le 14. On permet à la malade de se lever pendant deux heures.

Le 16. La malade mange un œuf et continue à très bien se porter.

Le 17. On lui permet de voir sa mère et on augmente à trois heures, le temps de liberté.

Le 29. La malade prend la nourriture ordinaire.

4 mai. La malade se porte très bien, elle a engraissé et supporte très bien la nourriture sans trop protester.

Remarque. — Ce cas est typique comme toutes les anorexiques, elle a commencé à ne pas manger, sous prétexte qu'elle souffrait de son estomac. D'un autre côté elle impose à sa famille ses idées, et ainsi elle entretenait son état.

Il a suffi de la changer de son milieu, qui ne pouvait être que désastreux pour elle, et de se voir dominée, pour arriver à lui faire prendre le jour même de son entrée 3 litres de lait, et 5 litres à la fin de la semaine. Elle fit quelques grimaces le premier jour, mais elle a vu que cela ne pouvait pas durer, et qu'elle devait se soumettre et obéir.

Actuellement elle supporte très bien la nourriture et la maladie a augmenté de poids de 6 kilogr.

Sortie guérie le 8 juin 1899.

Oᴅs. XVII. — *Anorexie. Hypoesthésie légère. Points mammaire et ovarien droits. Rétrécissement du champ visuel. Isolement.*

Mᵉˡˡᵉ Marguerite P..., âgée de 26 ans, employée des postes, entre à l'hôpital, dans le service de M. Dejerine, salle Pinel n° 11, le 26 avril 1899.

Antécédents héréditaires. — Le père, à l'âge de 30 ans, est mort à la suite d'un refroidissement. Étant à la chasse, il boit de l'eau très fraîche tout en étant en transpiration.

La mère, âgée de 54 ans, est en traitement à l'hôpital salle Petit Pinel, pour une paralysie pseudo-bulbaire.

Un frère de 24 ans, très nerveux, bien portant.

Antécédents personnels. — N'a fait aucune maladie étant toute jeune.

En 1891, sa mère tombant malade, elle se donne beaucoup de peine pour la soigner, étant obligée aussi de travailler, pour venir en aide à la famille. Le chagrin, le surmenage, et les ennuis, augmentés par la mort de sa grand'mère, arrivent à mettre la malade dans un état excessif de fatigue, et de faiblesse, d'autant plus, qu'elle n'avait pas un bon appétit. Son moral était malade.

D'un caractère vif, irascible, sachant se contenir, la malade est très impressionnable, elle pleure facilement, pour des choses qui parfois n'ont aucune importance.

Réglée à 14 ans, elle souffrait énormément à chaque époque menstruelle. Plusieurs fois à ces époques, la malade vomissait et même avait des syncopes.

Depuis deux ans environ, la malade commence à ne plus manger. Souffrant alors de crampes d'estomac, quelque temps après avoir mangé, voyant son creux épigastrique se gonfler, elle était obligée de se dégrafer ou d'enlever son corset ; elle commence à manger de moins en moins. Elle prenait des toniques et des pilules de Vallet.

Ces médicaments n'ayant apporté aucun soulagement à la

malade, elle se met alors à ne plus manger qu'un œuf, et un peu de lait pendant la journée, de peur que la nourriture ne lui fasse du mal. Elle se suggestionne ainsi, et actuellement c'est à peine si elle prend au déjeuner un œuf et un peu de lait?

La malade a maigri de 30 livres en deux ans.

En février 1898, à la suite d'une forte contrariété, elle a une crise nerveuse, sans perte de connaissance, et qui se termina par des pleurs.

A l'examen, on constate une légère hypoesthésie gauche de la face et au thorax, ainsi qu'au membre supérieur droit, à l'abdomen et au membre inférieur droit, pour les trois modes de sensibilité.

La motilité est normale.

Comme stigmates un léger point mammaire et ovarien droit.

Le champ visuel est très rétréci des deux côtés, avec prédominance du côté gauche.

REMARQUE. — 27 avril. La malade est soumise à l'isolement le plus strict. Pour commencer on lui donne 3 litres de lait.

En huit jours la malade prend 5 litres de lait et les supporte très bien.

Le 25 mai, on donne à la malade 1 œuf, puis quelques jours plus tard, 2 œufs par jour, en plus des 5 litres de lait.

OBS. XVIII. — *Éructations hystériques et aérophagie, datant de quinze mois. Hypoesthésie légère gauche. Stigmates : point mammaire et ovarien gauche, réflexes rotuliens normaux. Isolement. Guérison en un mois environ.*

Mlle Marie L..., âgée de 33 ans, entre à l'hôpital le 17 février 1898, salle Petit-Louis, lit 6.

Antécédents héréditaires. — Le père 56 ans, est malade d'une affection de l'estomac. Rhumatisant.

La mère, 56 ans, souffre d'une dyspepsie flatulente.

Antécédents personnels. — A l'âge de 3 ans ophtalmie granunuleuse, jusqu'à 18 ans.

Pas de convulsions étant jeune.

A 15 ans un abcès au poumon droit.

Réglée à 17 ans.

A 26 ans fièvre typhoïde.

État actuel. — La malade entre à l'hôpital pour des éructations, A chaque inspiration, elle introduisait une certaine quantité d'air dans l'estomac, et à l'expiration la rejetait avec un bruit, qui imitait tout à fait les éructations. Elle devint malade vers le mois d'octobre 1897, à la suite d'une forte contrariété, qu'elle eut avec ses patrons quinze jours avant.

Il faut noter aussi, que sa mère souffre d'une dyspepsie flatulente, avec éructation et que celle-ci la soignant, il y a eu suggestion et imitation.

Au commencement, les éructations étaient très fortes durant même la nuit, de telle sorte qu'elles empêchaient la malade de fermer l'œil.

A l'examen de la sensibilité tactile douloureuse et thermique, on trouve une légère hypoesthésie du côté gauche. Les réflexes rotuliens sont normaux, la force musculaire du membre inférieur droit est un peu plus faible que celle du côté opposé (la jambe fléchie sur la cuisse). La malade nous dit, que vers 8 ans, elle s'est aperçu de cette faiblesse et qu'elle tombait plus facilement, soit qu'elle glissât, soit que son pied se tournât en dehors. Même actuellement lorsqu'elle marche, elle se fatigue plus vite de son membre inférieur droit, on ne trouve aucune atrophie.

Stigmates hystériques : on trouve un point mammaire gauche et ovarien du même côté.

Remarque. — La malade est soumise à l'isolement.

Jusqu'au mois de juin n'a fait aucune amélioration, les

éructations cessèrent seulement pour trois semaines environ.

Depuis juin 1897, jusqu'au mois de mars 1899, la malade ne cessant pas les éructations, nous avons appris que l'isolement à la salle Petit-Louis ne se faisait pas rigoureusement, et que la malade, si elle ne recevait pas la visite de ses parents, recevait une de ses amies de l'hôpital.

Sur notre insistance auprès de M. Dejerine, on fait descendre la malade salle Pinel, n° 15 et on la soumet de nouveau à l'isolement plus rigoureux cette fois.

La malade ne reçoit ni lettre ni visite, elle n'a pas de journaux à lire, ni aucun travail manuel. Toutes ces précautions n'avaient pas été prises à la salle Louis.

21 mars 1894. Nous faisons à la malade de la morale, lui disant, entre autres, qu'elle doit être un peu honteuse de ne pas pouvoir se retenir de faire une pareille musique. La malade se fâche et m'envoie promener, nous disant que nous tous nous sommes comme cela, nous ne voulons jamais croire les maux dont elle souffre, etc. etc. Elle se met à pleurer, et pendant ce temps les éructations cessent. Alors nous nous retirons, la laissant dans cet état.

Déjà Mme Nény lui faisait souvent toutes sortes d'affronts, lui disant qu'elle n'a pas de cœur à son âge de ne pas travailler et de se laisser aller ainsi, et l'après-midi de ce même jour elle lui fait encore une forte leçon.

Le 24. Depuis le 22, la malade est plus calme et si les éructations reprennent elles ne durent que peu de temps.

Ce matin elle est calme et commence à espérer.

Le 27. L'amélioration continue, la malade n'a plus d'éructations depuis dix jours.

Ce cas est remarquable par ce fait, qu'il démontre 1° que l'isolement n'a d'effet que s'il est strictement appliqué — 2° que la surveillante a su mettre en jeu l'amour-propre de la malade et exécuter mot à mot les indications du médecin.

On peut dire que si pendant une année la malade n'a pu être
guérie, c'est simplement par la mauvaise application du traitement qu'elle a subi jusqu'au jour où elle a été descendue salle
Pinel.

Il faut dire aussi, et nous insistons sur ce point, que la malade,
tant qu'elle est restée à la salle Louis, bien qu'isolée, ne continuait
pas moins à lire, à travailler et même à recevoir la visite d'une
infirmière. A la salle Pinel tout a été supprimé.

Ceci montre avec une évidence incontestable, combien il est
important d'avoir un personnel dressé pour suivre textuellement
et avec une scrupuleuse exactitude les ordres du médecin.

Le 30. La malade a eu la visite de sa mère.

Rien à noter sur son état qui continue à être satisfaisant.

2 avril. A eu dans l'après-midi deux éructations qui ne se sont
plus répétées.

La malade peut lire un journal et travailler un peu dans son lit
à la couture.

On lui donne du cannabis indica pour son estomac dont elle se
plaint, et auquel elle rapporte ses éructactions.

Le 10. La malade continue à aller bien. Etant au régime lacté
jusqu'à aujourd'hui elle demande le régime ordinaire qui lui est
accordé.

Le 14. La malade continue à bien se porter. L'alimentation ordinaire n'a rien changé dans son état malgré ses craintes, car elles
mettait sur le compte de son estomac, les éructations qu'elle a eues.

On lui permet de voir ses parents.

Se lève un peu dans l'après-midi.

La guérison paraît être complète.

Le 20. La malade n'est plus à l'isolement. La guérison est faite.

Le 29. On lui donne deux jours de congé. Elle a gagné 3 kilogr.
pendant son séjour salle Pinel — 59 k — 62 kilogr.

REMARQUE. — Un fait intéressant à noter c'est, que la

malade tant qu'elle avait ses éructations restait indifférente à tout, et n'apportait aucun soin à sa toilette. Depuis qu'elle va bien, c'est tout le contraire, elle prend un soin minutieux de sa coiffure.

2 mai. La malade revient à l'hôpital, son congé expiré, et se porte à merveille.

Le 20, elle rentre dans sa famille, guérie complètement; revue au commencement de juin, sa guérison se maintient.

OBS. XIX. — *Migraine ophtalmique hystérique datant de trois ans. Etat parétique du côté droit avec hémianesthésie du même côté.*

Mme Charlotte G..., âgée de 42 ans couturière, entre à l'hôpital, dans le service de M. Dejerine, le 3 mai 1899, salle Petit-Pinel, n° 2.

Antécédents héréditaires. — Le père est mort d'un accident traumatique.

Mère âgée de 70 ans, n'aurait jamais eu de crises nerveuses.

Deux sœurs bien portantes.

Antécédents personnels. — Dans son enfance la malade dit avoir eu des crises nerveuses jusqu'à l'âge de 8 ans.

A 13 ans, ses règles se sont établies régulièrement, sans manifestation nerveuse d'aucune sorte.

A 39 ans, elle est mordue à la face par un chien. Cette morsure, semble avoir été assez grave. Il reste encore une cicatrice au niveau du pli naso-génien.

A la suite de cette morsure l'état général de la malade se modifie.

Dans les huit jours qui suivirent la morsure, elle éprouva des violentes douleurs dans la face, douleurs qui depuis se sont espacées sous forme de crises.

Ces crises douloureuses se sont répétées pendant trois ans, de 39 à 42 ans. Elles revenaient 2 ou 3 fois par semaine. Elles semblent, d'après la description de la maladie, avoir pris le caractère de la migraine ophtalmique : douleur spontanée et à la pression des globes oculaires avec irradiations dans la face, photophobie, larmoiement et illusions lumineuses.

Cette crise douloureuse durait environ une demi-heure, puis au moment où les souffrance s'amendaient, apparaissait un état parétique de tout le côté droit du corps. La malade ne pouvait plus saisir aucun objet ; ou laissait tomber ce qu'elle avait dans la main.

Son membre inférieur droit fléchissait sous elle et elle était obligée de prendre un point d'appui.

Elle est même tombée plusieurs fois, s'est bleui au front à la main et s'est démis une fois le pouce gauche.

Cette hémiplégie durait environ uue demi-heure, et disparaissait complètement. Elle a toujours été précédée de migraine.

Cet état a persisté jusqu'au 26 avril 1899, époque à laquelle la malade est venue consulter M. Dejerine.

Cette consultation semble l'avoir impressionnée, car dans les huit jours qui suivirent, les accès douloureux et l'hémiplégie furent beaucoup moins accentués.

Le 3 mai. 99, elle entre à la salle Petit-Pinel, et elle est soumise à l'isolement.

Elle est sortie le 18 mai guérie.

REMARQUE. — Cette femme essentiellement impressionnable est de celles chez lesquelles une impression très vive peut produire des accidents assez graves, en mettant en jeu un appareil hystérogène qui ne demande qu'à vibrer, mais de même une forte impression peut aussi produire l'inhibition de cet appareil hystérogène et produire le résultat auquel nous avons assisté à la guérison d'une migraine ophtalmique, datant de trois ans, par la suggestion jointe à l'isolement.

Obs. XX. — *Crises nerveuses hystériques. Hypoesthésie légère à gauche, avec des îlots d'anesthésie. Hyperethésie mammaire et ovarienne gauche. Pas de rétrécissement du champ visuel.*

Mlle Marthe T…, âgée de 19 ans, entre à l'hôpital, dans le service de M. Dejerine, le 15 mai 1899, salle Pinel n° 4.

Antécédents héréditaires. — Père de 75 ans, éthylique depuis sa jeunesse, nerveux, est atteint d'une affection cardiaque.

Mère, de 52 ans, pas nerveuse, est bien portante.

Ils sont 8 enfants, dont 3 garçons du premier lit : l'un âgé de 42 ans, l'autre de 35 ans, tous deux nerveux, coléreux et un de 33 ans, même caractère ; 2 filles, une de 32 ans dont on n'a pas de nouvelles ; l'autre qui est très nerveuse, est âgée de 36 ans et a un embonpoint excessif.

Un garçon d'un second lit, de 32 ans, et notre malade de 19 ans et une sœur de 16 ans, qui a eu des syncopes et pertes de connaissance, n'ayant pas les caractères du mal comitial et qui actuellement se porte bien.

Antécédents personnels. — Vers 5 ans scarlatine.

Réglée à 12 ans et demi. Fièvre urticaire à 13 ans.

Très nerveuse, coléreuse, ayant un caractère très drôle, ne sachant pas ce qu'elle voulait.

Elle nous dit que lorsqu'elle était chez ses parents elle voulait être ailleurs, et lorsqu'elle était loin d'eux, elle voulait revenir près d'eux.

A 15 ans elle quitte sa famille.

A 17 ans, elle fait une fausse-couche de 7 mois ; elle a beaucoup souffert pendant la grossesse ; des vomissements, des maux de tête, des étourdissements, les jambes enflées, et même la figure, et les paupières, à ce moment elle se trouvait chez ses parents, et la sage-femme constata une très grande quantité d'albumine.

Un an avant la fausse-couche, la malade souffrait au ventre, car elle a été soignée dans un hôpital, où on lui ont mis des tampons. Probablement elle avait une métrite avec ulcération du col.

Après la fausse-couche la malade souffre de nouveau de son ventre pendant trois jours, mais pas autant que la première fois.

Un an après, toujours maladive, quand, de son estomac (crampes), quand, des étourdissements, elle commence un jour d'avoir des crises nerveuses.

Au mois d'octobre 1898, la malade vient à Paris et étant toujours maladive, rentre à l'hôpital Boucicaut où on lui trouve de l'albumine dans les urines. On la soumet au régime lacté, que la malade n'a pu supporter.

A ce moment elle fait la connaissance d'un jeune homme ; quitte l'hôpital et s'en va vivre avec lui.

Au mois de janvier 1899, le jeune homme se trouvant un peu gêné, la conseille d'aller chez ses parents. Là elle reçoit une lettre du père du jeune homme. Après lecture elle tombe dans une crise, et à son réveil part immédiatement après pour Paris. Ici, en arrivant à la maison du jeune homme, l'ordre a été donné de ne pas la laisser monter, se voyant ainsi éloignée, elle tombe dans la rue sans connaissance.

Le lendemain arrive à la Pitié, fatiguée d'avoir erré toute la nuit dans Paris, et tombe sous la voûte de l'hôpital. Admise à la salle Grisolle, elle commence à avoir presque tous les jours des crises nerveuses.

Ces crises commencent par une sensation d'étouffement, du serrement au creux épigastrique et enfin à la gorge, et la malade tombe en poussant le plus souvent des cris.

Ces crises durent deux heures, surtout à leur début, mais actuellement elles sont de moindre durée.

C'est surtout à l'approche de ses règles, que celles-ci éclatent.

Pendant ses crises elle ne s'est jamais mordu la langue et n'a jamais uriné involontairement.

Pendant la crise, la malade raconte toute sa vie, mais au réveil ne sait rien de ce qui s'est passé.

Examen : On constate une légère hypoesthésie gauche avec des îlots d'anesthésie, pour les trois modes de sensibilité.

Le champ visuel est normal.

On trouve une hyperesthésie ovarienne gauche et mammaire du même côté.

Les réflexes rotuliens normaux.

16 mai 1899. On soumet la malade à l'isolement, et on l'intimide du cabinet noir, à la moindre crise qu'elle aura. Le soir elle a une crise insignifiante.

Le 18. On constate la disparition des stigmates hystériques, hypoesthésie, anesthésie et points ovarien et mammaire gauches.

Le 20 la malade continue à aller bien.

Le 27. La malade va bien. N'a plus eu de crises depuis son entrée.

Sortie le 31 mai, guérie.

REMARQUE. — Ce cas est intéressant au point de vue de la rapidité avec laquelle la guérison s'est faite. Il a suffi d'une intimidation, pour mettre fin à ses crises. Cette guérison est remarquable encore par la disparition des stigmates hystériques en quatre jours.

Nous ne connaissons pas de traitement qui produise dans un temps aussi restreint un résultat analogue.

OBS. XXI. — *Rachialgie chez une hystéro-neurasthénique ayant déterminé une contracture des muscles de la nuque et empêchant tout mouvement de la tête. Hyperesthésie ovarienne droite. Réflexes rotuliens exagérés. Hyperesthésie du membre supérieur droit.*

Mlle Adèle Ph..., âgée de 21 ans, plumassière, entre à l'hôpital, dans le service de M. Dejerine, salle Pinel n° 5, le 31 mai 1899.

Antécédents héréditaires. — Père 41 ans, tousse depuis longtemps, il est maigre, mais sobre. A eu, vers le mois de janvier 1899, une inflammation d'intestins. Il est d'un caractère nerveux et coléreux.

Mère 44 ans, bien portante, embonpoint exagéré, calme, pas nerveuse,

Antécédents personnels. — Pas d'antécédents.

Réglée à 11 ans, irrégulièrement.

A toujours été nerveuse, mais un peu moins depuis sa puberté.

En novembre 1898, la malade entre à l'hôpital Tenon, où elle est soignée pour une chloro-anémie. Elle y reste trois semaines, lorsqu'elle fut obligée de quitter l'hôpital, parce que des cas de fièvre typhoïde et d'érysipèle, venaient d'éclater dans la salle.

En sortant de l'hôpital, elle rentre chez elle ; lorsque quelques jours après, elle commence à avoir une certaine raideur dans les mouvements du cou, ainsi que des douleurs. Celles-ci étaient assez intenses mais plus intenses le soir que le matin. Simultanément la malade dit, qu'elle avait de petites grosseurs dans les muscles de la nuque.

La malade souffrait depuis longtemps, de maux de tête, mais à ce moment leur intensité était moindre.

Souvent, aussi, elle se plaignait de bourdonnements d'oreilles et de vertiges, surtout après les repas.

A ce moment, la malade pouvait encore vaquer aux affaires du ménage.

Le médecin mandé, prescrit des frictions avec de l'eau de Cologne, sur la nuque et le dos, et une potion tonique au quinquina et à la gentiane, mais la malade n'en tire aucun profit ; par contre elle dit, qu'elle souffrait davantage.

Elle reste ainsi, pendant deux mois ; au bout de ce temps, elle recommença à travailler, tout en souffrant autant.

Le 15 mai 1899, elle quitte le travail.

Le jour où la malade vient à la consultation, elle était tout en en pleurs, criant dès qu'on la touchait, les cheveux dans un état de désordre fantastique. Elle était soutenue par deux amies qui elles-mêmes la plaignaient.

Elle faisait chez elle ce qu'elle voulait, et sa famille était presque à ses genoux et la dorlotait. La malade menait cette vie depuis quinze jours. Le soir, une fois couchée, tout se passait : les douleurs se calmaient et la malade goûtait un repos bien mérité, pour recommencer le lendemain, avec la même ferveur, l'histoire de la veille.

Examen. — On trouve dans le dos une région douloureuse, que la pression de la main augmente encore et qui lui fait pousser des cris.

De même le cou était hyperesthésie, et les mouvements de latéralité, de flexion et d'extension étaient presque impossibles, à cause de la douleur qu'ils faisaient naître et de la contracture qui existait.

Du côté de la sensibilité, on constatait une hyperesthésie légère du côté droit du membre supérieur. Les trois modes de la sensibilité étaient touchés.

Rien à noter du côté des membres inférieurs.

Les réflexes rotuliens sont exagérés.

Le champ visuel normal.

Hyperesthésie ovarienne droite.

1er juin 1899. La malade est soumise à l'isolement le plus rigoureux, dès son entrée à l'hôpital, et on commence immédiatement par lui enlever le châle et les autres couvertures qu'elle gardait autour du cou.

On lui dit que tout cela n'est plus nécessaire ici, et qu'elle cesse le manège qu'elle faisait chez elle.

Le soir même la malade est plus calme, ne crie plus à cause de ses douleurs et se résigne à suivre le traitement.

Le 2. On commence à lui faire faire des mouvements du cou, qui après quelques minutes deviennent moins douloureux.

Le 3. La malade peut faire spontanément des mouvements du cou.

La rachialgie a disparu et elle est calme comme si elle n'avait jamais été malade.

REMARQUE. — Ce cas est très intéressant, tant au point de vue de la rapidité avec laquelle la guérison s'est effectuée, que de la mauvaise influence du milieu où la malade vivait.

La malade rendait la vie impossible à son entourage par ses exigences et ses plaintes continuelles, et la famille entretenait cet état !

Il a suffi de trois jours d'isolement rigoureux pour qu'on la guérisse.

L'hypoesthésie a disparu dès le deuxième jour.

16 juin. La malade quitte l'hôpital complètement guérie.

Obs. XXII. — *Crises hystériques fréquentes, datant d'un mois. Anesthésie complète généralisée. Rétrécissement du champ visuel. Isolement. Guérison en trois jours.*

Mlle Célina L..., âgée de 21 ans, entre à l'hôpital, dans le service du Dr Dejerine, salle Pinel n° 1, le 5 juin 1899.

Antécédents héréditaires. — Père et mère morts.

4 frères et 3 sœurs dont deux mortes en bas âge. La malade étant toute jeune, lors de la mort de ses parents et sœurs, ne peut se rappeler la cause de leur mort.

Antécédents personnels. — A 4 ans, fièvre typhoïde.

Pas de convulsions.

Réglée à 14 ans, régulièrement ; aménorrhée de six mois en 1898.

La malade commence à avoir des crises nerveuses depuis un mois.

C'est au commencement du mois de mai, qu'elle a une première crise. Celle-ci commença par des pleurs, et finit par des cris. Elle eut en même temps la sensation d'une boule qui montait au cou, avec sensation de serrement.

La malade perdit connaissance complètement ne se rappelant de rien à son réveil. Cette crise dura une demi-heure, après quoi elle se sentit très fatiguée et brisée. N'avait pas de maux de tête.

Elle attribue sa première crise au chagrin qu'elle eut, au départ d'une de ses amies, qu'elle aimait beaucoup.

M. 7

Les deux amies avaient été élevées ensemble depuis l'âge de 10 ans, et elles ne se sont jamais quittées depuis, que le jour où son amie part pour le Tonkin. Mais cette cause ne peut pas être prise en considération, car l'intervalle entre le départ et sa première crise est d'environ six mois.

Le lendemain la malade a une nouvelle crise, mais elle n'était pas si violente et sa durée était moindre.

A partir de ce moment la malade a tous les jours des crises, et plusieurs fois par jour. Quelque fois elle perdait connaissance complètement, d'autres fois elle se rappelait très bien ce qui se passait pendant la crise.

Jamais la malade n'urinait invonlontairement et jamais elle ne s'est mordu la langue.

A l'examen on trouve une anesthésie généralisée complète, tactile, douloureuse et thermique.

Point mammaire droit.

Point ovarien du même côté.

Le champ visuel est très rétréci.

5 juin 1899. La malade est soumise à l'isolement dès son entrée. Ni visites ni lettres.

On la menace du cabinet noir si elle a la moindre crise.

Le 6. La malade a un commencement de crise ; on l'arrose avec un peu d'eau, on lui parle un peu brusquement, en lui disant qu'elle finisse avec ces manières là, et qu'elle ne recommence plus. Quelques instants après, la malade se calme.

Le 26. La malade va bien, et n'a plus eu de crise depuis.

REMARQUE. — Ce cas est remarquable par la rapidité de la guérison. Il a suffi d'isoler et de menacer cette malade pour mettre fin à cet état, en trois jours.

La malade est plutôt d'un caractère triste, monotone, ne parle pas beaucoup. Elle a la parole un peu traînante. Se fâche facilement et se met dans de vives colères, de plus elle est très timide.

Obs. XXIII. — *Hystérie monosymptomatique. Contracture des muscles adducteurs de la cuisse, datant de trois ans.*

Mme X..., âgée de 49 ans, vient consulter M. Dejerine dans son cabinet.

Elle se plaint de troubles de la marche, remontant à trois ans et qui se sont développés lentement et progressivement.

Il y a trois ans, qu'elle a perdu son mari, après l'avoir soigné longtemps. Elle s'est beaucoup fatiguée comme veilles et comme efforts physiques.

Après la mort de son mari, elle s'est aperçue qu'elle marchait plus difficilement qu'autrefois, et cet état allant en augmentant, elle se décide à venir consulter M. Dejerine.

Il constata chez elle, l'existence d'une contracture très intense des muscles adducteurs et fascia lata des deux cuisses et il lui conseilla de faire une cure d'isolement à l'hôpital.

Cette femme, excellente mère de famille, ayant à s'occuper de ses deux jeunes filles, dont l'une étant en train de passer un examen, ne peut entrer à l'hôpital que le 14 juin 1899.

Etat actuel, le jour de l'entrée. — Femme de constitution robuste, ne présentant, en dehors de sa contracture, aucun stigmate quelconque d'hystérie. Les troubles de la marche sont les suivants : elle marche les jambes écartées et à petits pas. Elle ne peut ni écarter, ni rapprocher les cuisses, ni les fléchir sur le bassin, ni croiser les genoux une fois assise.

Au repos, la contracture est la même que pendant la station debout. Lorsqu'on voulait écarter les cuisses chez cette femme, on provoquait une vive douleur et on sentait la corde des adducteurs résister sous les doigts ainsi que ceux des pectinés.

Lorsqu'on cherchait à rapprocher les cuisses chez cette malade, de façon à croiser les genoux, les tenseurs de fascia lata s'opposent par leur contracture à ce mouvement et deviennent extrêmement douloureux. Aucun trouble de la sensibilité. Pas d'ovarialgie ni de zones hystérogènes.

Remarque. — Au bout de peu de jours d'exercices, la malade étant pleine de bonne volonté et désirant ardemment guérir, on pouvait écarter les jambes en extension, de façon à ce que les talons reposent sur le bord du lit, soit un écartement d'environ un mètre entre les deux talons.

Au bout de huit jours, la malade pouvait faire ces mouvements sans douleur, et on ne sentait plus la corde des adducteurs. La malade pouvait à ce moment marcher parfaitement à grands pas, ou les jambes rapprochées et se déclarait satisfaite. Mais il restait encore quelques mouvements difficiles, le croisement du genou était encore douloureux et la malade ne pouvait pas encore écarter les cuisses aussi bien que normalement, dans la position pour l'examen au spéculum.

Aujourd'hui 26 juin, la malade a déjà réalisé de grands progrès et sa guérison complète n'est plus qu'une affaire de quelques jours. Ici l'isolement a produit des effets très rapides, car la malade est anxieuse de revoir ses enfants. C'est là un levier dont a on beaucoup usé dans son traitement.

CONCLUSIONS.

I. — Le traitement de Weir Mitchell, avec quelques modifications, relatives aux hystériques, nous paraît d'une efficacité inconstestable.

II. — Quelles que soient les manifestations hystériques, qu'il s'agisse de simples crises de paralysies, ou de contractures, d'anorexie, d'hémichorée, etc., etc., l'isolement s'impose.

III. — Le médecin doit refuser *absolument* de traiter les hystériques dans leur famille.

IV. — Le traitement consiste dans la séparation de la malade du milieu familial ou conjugal. Elle est confinée au lit, ne reçoit ni lettres ni visites, et dans le nouveau milieu elle doit être complètement isolée des autres malades, de manière à ne pouvoir aucunement correspondre avec elles.

V. — La garde-malade doit être intelligente, dévouée avoir de la patience et du tact.

VI. — Le médecin doit avoir de la fermeté et de l'autorité s'il veut aboutir à la guérison de la malade.

VII. — L'hystérie étant une maladie éminemment psychique, l'isolement se trouve tout indiqué pour mettre la malade dans de nouvelles conditions, où la suggestion, à l'état de vielle, semée sur un terrain propice, donnera les merveilleux résultats que l'on peut attendre d'elle.

VIII. — L'isolement permet aussi d'instituer chez la malade une hygiéne plus rigoureuse, de lui faire tolérer la suralimentation, nécessaire surtout chez les anorexiques.

IX. — Les guérisons ainsi obtenues sont le plus souvent stables. Les rechutes, lorsqu'elles viennent à se produire, tiennent au retour ou à la persistances des causes qui ont déterminé l'apparition de la maladie. La prophylaxie repose avant tout sur les modifications du milieu où doit vivre la malade. Ici encore le médecin, par ses conseils, pourra rendre de grands services.

BIBLIOGRAPHIE

Jean Wier. — *Histoires, disputes et discours des illusions et impostures des diables*, t. II, p. 173. Edit. Bourneville.

Briquet. — *Traité d'Hystérie*, 1859.

Weir Mitchell. — *Du traitement méthodique de la neurasthénie et de quelques formes d'hystérie. Trad.* JENNINGS.

Playfort. — *The systematic treatment of nerve prostration and hysteria.*

Burkart. — *Zür Behandlung schwerer formen von Hysterie und Neurasthenie.*

Charcot. — De l'isolement dans le traitement de l'hystérie. *Leçons sur les maladies du syst. nerveux*, t. III, 1887.

G. de la Tourette. — *Traité d'Hystérie*, t. II, 1895.

Bouveret. — *La Neurasthénie*, 1891.

IMPRIMERIE A.-G. LEMALE, HAVRE